Du und Dein Schmerz

DR. MED. JÖRG A. STUCKENSEN

Du und Dein Schmerz

Irrtümer, Mythen und Fälschungen in der Medizin

Ein Aufruf zum Umdenken

Teil 1 der Schmerztrilogie

Redaktionelle Mitarbeit: Christa Arnet

Illustrationen: Järvi Kotkas

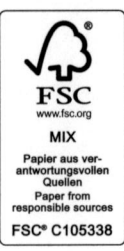

Bibliografische Information der Deutschen Nationalbibliothek:
Die Deutsche Nationalbibliothek verzeichnet diese Publikation
in der Deutschen Nationalbibliografie; detaillierte bibliografische
Daten sind im Internet über https://portal.dnb.de/ abrufbar.

© 2020 Jörg A. Stuckensen
Redaktionelle Mitarbeit: Christa Arnet
Illustrationen: © Järvi Kotkas
Satz, Umschlaggestaltung, Herstellung und Verlag:
BoD - Books on Demand, Norderstedt

ISBN: 978-3-7494-1897-8

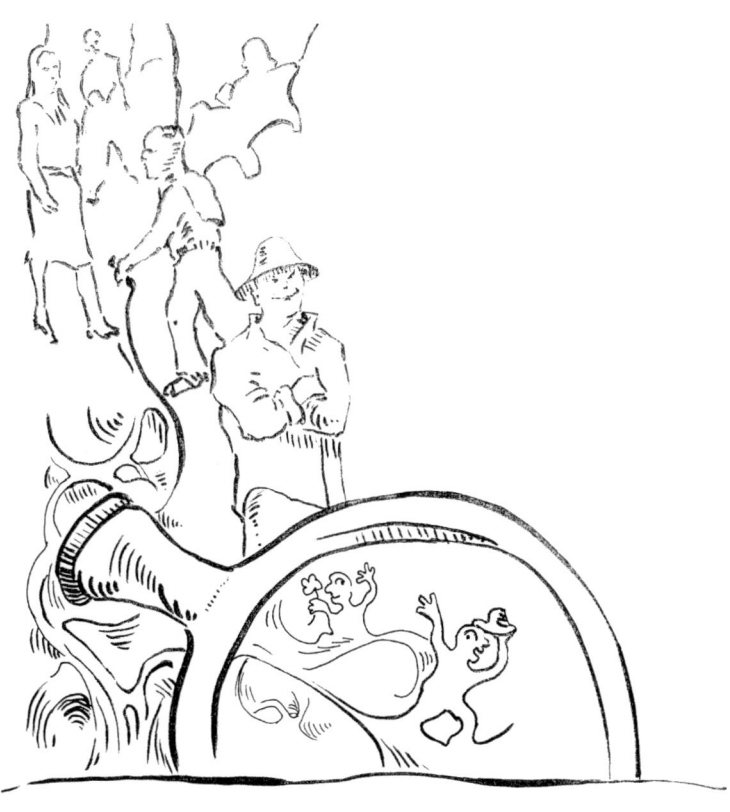

Das Fasziennetz ist schlauer als du denkst.

Inhalt

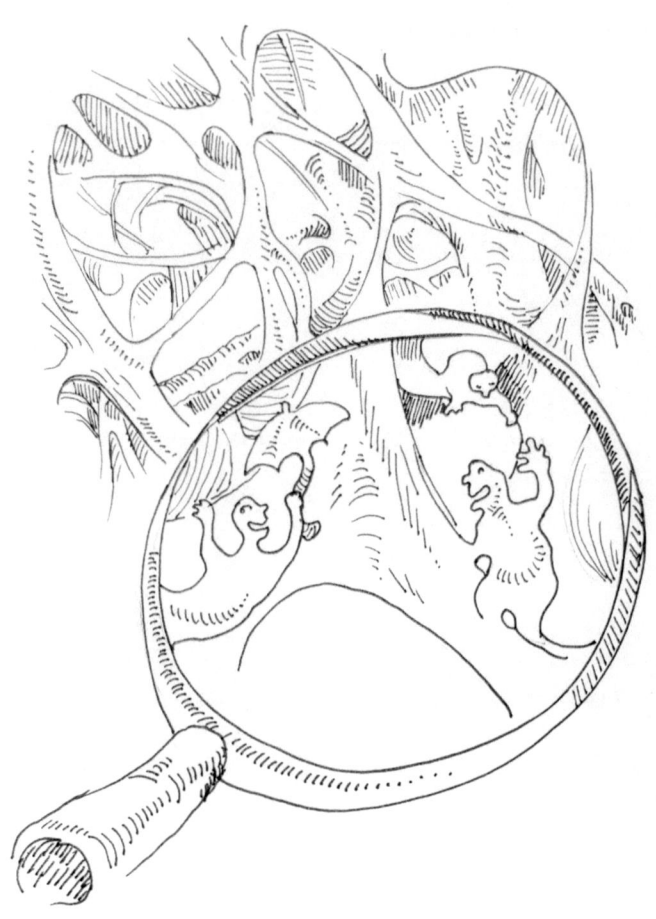

Vorwort

Wir erleben gerade eine Zäsur in unserem Leben, wie sie seit dem zweiten Weltkrieg auf der ganzen Erde nicht vorkam. Wir können nicht so weitermachen wie bisher, in den verschiedensten Bereichen unseres Alltags. So muss auch unser Gesundheitssystem neu überdacht werden. Was ist wichtig und was nicht? Was muss bezahlbar sein? Wie viel Energie wird in zukünftige Forschung gesteckt? Aber genauso gut muss die Frage geklärt werden: worauf können wir verzichten? Was müssen wir renovieren? Wofür wollen wir wieviel Geld ausgeben?

Ein Gesundheitssystem kann nicht nach ökonomischen Gesichtspunkten reguliert werden. Und ein Anbieter einer Leistung sollte nicht gleichzeitig die Nachfrage regulieren. Doch heute wird der Patientenstrom maßgeblich durch die Ärzte gesteuert. Sie bilden den Pool des »Geheimwissens« und können so das Verhalten und die Wege der Patienten dirigieren. Heute gibt es zweieinhalbmal mehr Ärzte als im Jahre 1970. Trotzdem sind die Sprechzimmer voll, und in manchen Bereichen gibt es viel zu lange Wartezeiten.

Der Motor im Hintergrund ist die Pharmaindustrie, die in Kliniken und Praxen ihre Normen setzt. Nach der Auswertung der Krankenkasse Groupe Mutuel von April 2020 haben sich die Medikamentenkosten in den letzten fünf Jahren um 25 % erhöht (1,7 Milliarden Fr.). Richtig ist, dass die Pharmaindustrie eine der wichtigen Säulen in der Schweiz darstellt. Entsprechend braucht man Gelder für Forschung und Entwicklung. Nicht zuletzt, damit diese neuen Medikamente in anderen Ländern wesentlich billiger abgegeben werden können.

In diesem Buch geht es um Schmerzen im Bewegungsapparat. Hier ist die Schulmedizin recht pragmatisch. Nach einer mehr oder minder langen Zeit konservativer Therapie mit Schmerzmitteln und Physiotherapie steht oft am Ende eine Operation. Über die Zahlen und Erfolge gibt es keine offizielle Statistik, da Qualitätskontrollen noch nicht vorgeschrieben sind.

Die Zahlen in den einzelnen europäischen Ländern sind recht unterschiedlich, je nach den benutzten Quellen. Gegenteilige Interessen vernebeln die objektiven Zahlen. Die DACH-Länder führen die Statistik der Implantation von künstlichen Hüftgelenken an, von D (309), CH (307), A (286). Ein vergleichbares Land, die Niederlande liegen bei 238, in den USA sind es 203,5. Manche Statistiken berichten von einer steigenden Anzahl, andere können das nicht feststellen. Alles in allem eine ziemlich schwammige Situation.

Die Hauptaufgabe dieses Buches ist deshalb die Aufklärung, die Vermittlung von Wissen und die Diskussion über Widersprüche. Es möchte aufzeigen, dass sich ein Großteil dieser Operationen vermeiden lässt, wenn man frühzeitig erkennt, woher die langsame, schleichende Veränderung der Gelenke kommt.

Dazu benötigen Sie aber ein fundiertes Wissen über möglichst viele Einzelheiten und die Zusammenhänge. Wir können unsere Situation nämlich erst richtig beurteilen, wenn wir wissen, wo wir herkommen, was uns geformt hat und welcher Sinn in den verschiedenen merkwürdigen Abweichungen oder Eigenschaften liegen, die anders bei uns ausgebildet sind als bei unseren nächsten Verwandten, den Primaten. Was ist das Besondere an uns und welche Verantwortung wird uns damit übertragen? Warum haben wir so viele Details anders weiter entwickelt als die restlichen Säugetiere? Das herauszufinden ist eine spannende Aufgabe. Die Lösung kann ziemlich erhellend sein. In unserer Entwicklung haben wir Fähigkeiten ausgebildet oder erfunden, die ganz außerordentlich sind. Einige davon sind schon Millionen Jahre alt, andere beginnen wir gerade mit Erstaunen zögerlich umzusetzen. Die Beschleunigung des Universums ist besonders eindrucksvoll in der weiteren Entwicklung unserer eigenen Körper. Die beginnen sich zu verändern und zwar ziemlich dramatisch. Dasselbe gilt für die rasante Umprogrammierung unseres Gehirns. Sehen Sie sich nur die Jugend an. Konnten Sie alle diese modernen, akrobatischen Spielereien und Computerspiele früher auch?

Wichtig sind indessen auch vertiefte Kenntnisse über das Phänomen Schmerz. Denn dieser muss völlig anders betrachtet werden als bisher. Gerade auch auf Seiten der Therapeuten. Nicht mehr die Symptome sind maßgeblich für die Therapie. Was wir empfinden ist nicht Ausschlag gebend, sondern muss neu interpretiert werden, um nicht in eine Sackgasse zu führen. Wir werden aufgefordert, in jedem Lebensabschnitt das richtige Maß von Spannung und Entspannung für die verschiedenen Körperebenen zu finden.

Außerdem sollten wir lernen, uns perfekt zu bewegen, aber Verletzungen unbedingt zu vermeiden. *Wir alle erkennen das eigentliche Problem viel zu spät.* Nach Jahrzehnten einer Fehlhaltung ist es sehr schwierig, wirkungsvoll daran etwas zu ändern.

Das Buch richtet sich also an interessierte, betroffene Laien sowie an Spezialisten, die jeden Tag aufgrund ihrer nur vorübergehenden Therapieerfolge unzufrieden und frustriert sind. Damit die Ausführungen nicht so trocken und langweilig werden, haben wir auf eine Kunstform aus den Kindertagen des Buchdrucks zurückgegriffen, der Illustration. Frau Järvi Kotkas hat eine meisterhafte Mischung aus Humor, technischer Anweisung und tiefsinniger Bedeutung geschaffen, zum Schmunzeln und Eintauchen in eine für uns oberflächlich nicht immer sichtbare Welt.

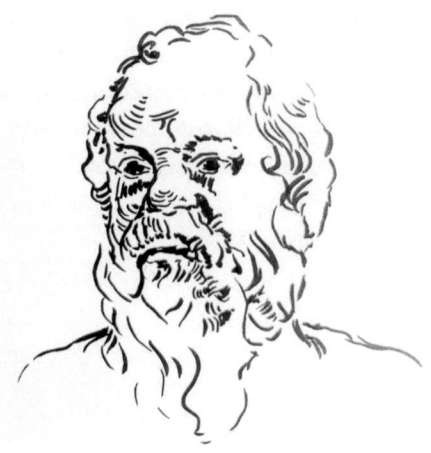

Kapitel 1

Warum gibt es den Schmerz?

Kleine Philosophie des Schmerzes

Schmerz ist ein Geschenk der Götter. Nur wen die Götter lieben, dem schenken Sie auch Schmerzen, so die Vorstellung der alten Griechen. Dieser merkwürdigen Ansicht können Sie sich wahrscheinlich nicht sofort anschließen. Was damit ausgedrückt werden soll, ist ein Beweis für Liebe und Gnade, soweit man an Götter glaubt. Das klingt auf den ersten Blick ziemlich merkwürdig, hat aber einen tieferen Sinn. Es geht um die Erkenntnis der eigenen Menschlichkeit und damit um die ungeheure Bevorzugung vor jeder andern Materie. Bestehen wir nur aus Materie? Es geht auch um eine Gnade, diese Erkenntnis erfahren und verinnerlichen zu können.

> *Schmerz ist also ein sehr variabler Begriff. Er ist nie objektiv.*

Was für den einen unerträgliche Schmerzen sind, empfindet ein anderes Individuum als völlig normal. Natürlich kann man Empfindlichkeit auch trainieren. Männer nennen dies Abhärtung. Ich erinnere Sie nur daran, wie bei freiwilligen Boxkämpfen und heftigen Kontaktsportarten die Körper so hart wie möglich aufeinandertreffen. Dabei werden die auftretenden Schmerzen trotzdem ohne weiteres und mit Stolz ertragen. Die damit unausweichlich verbundenen oberflächlichen und tiefen Verletzungen mit anschließender Vernarbung werden diese Personen statistisch kürzer leben lassen. Aber auf die Dauer des Lebens kommt es ja auch nicht an, da die Zeit relativ ist.

Schmerz hat wie alle Dinge in diesem Universum einen bipolaren Charakter. Er ist einerseits weise und führt zu einer tiefen Erkenntnis und auf der anderen Seite verletzt und erniedrigt er uns. Wir werden noch mehrere Beispiele kennen lernen, die diese Sichtweise bestätigen.

Den uniformen Menschen gibt es nicht mehr. Wir brauchen die Vielfältigkeit, um die weitere Entwicklung nach allen Seiten offen zu lassen. Dabei hatte sich immer wieder herausgestellt, dass primäre Nachteile im Laufe der weiteren Entwicklungen plötzlich zu einem unschätzbaren Vorteil wurden. Das Individuum mag sich dabei durchaus unglücklich gefühlt haben, aber in der Gesamtentwicklung wurde die Gesellschaft immer weiter vorangetrieben. Fähigkeiten sind in der Gesellschaft nach dem Bild der Gauß'schen Verteilungskurve verteilt. Im Laufe des Lebens wird sich dann herausstellen, ob die eigene Anlage eher ein Vorteil oder Nachteil ist.

> *Da wir nicht in die Zukunft zu schauen vermögen,*
> *können wir auch nicht beurteilen,*
> *was in Zukunft ein Vor- oder Nachteil sein wird.*

Schmerz hat damit zu tun, dass etwas nicht harmoniert und mangelversorgt wird. Das bedeutet, wir, unser Körper und Geist, befinden uns nie in einer ausgeglichenen Einheit, sondern sind zwei divergierenden Polen ausgesetzt. Zwischen diesen beiden Polen müssen wir wohl unser ganzes Leben lang hin und her schwingen. Harmonie bedeutet, die Pole liegen ziemlich nah beieinander. Das Gegenteil, weit entfernt, bedeutet Schmerz.

Es gibt Schmerzen im Körper, aber auch in der Seele, im Herzen, in einem nicht fassbaren, nicht klar definierten Raum. Kann man diese Schmerzen überhaupt miteinander vergleichen? Wenn uns ein Partner verlassen hat, den wir geliebt haben, wie unerträglich ist das? Welche schmerzlichen Gedanken gehen uns durch den Kopf? Es geht uns schlecht. Wir sind zu nichts richtig zu gebrauchen. Wir sind nicht mehr Herr unserer Sinne und begeben uns aus Verzweiflung in körperliche Gefahr. Wir rasen bei Nacht und Nebel auf rutschigen Straßen mit weit überhöhter Geschwindigkeit ins Ungewisse, wir machen Überholmanöver, bei denen wir auch andere völlig Unbeteiligte in Gefahr bringen. Wir sind nicht ganz bei Sinnen, wir sind aufgelöst, uns ist alles egal und Außenstehende würden behaupten, wir seien nicht mehr ganz zurechnungsfähig.

Ebenso kann der Tod eines besonderen Menschen, der uns nahestand und unendlich viel bedeutete, uns in einen Abgrund stürzen. Die Zeit bleibt stehen. Wir sind starr und unbeweglich, wollen nicht mehr da sein. Wir verstehen den Sinn des Lebens nicht mehr, sind verzweifelt und auch hier scheinen wir für die Umwelt nicht mehr ganz normal zu sein. Aber irgendwie treffen wir auf ein kollektives Verständnis. Man gibt uns auch traditionell die Zeit zur Verarbeitung und lässt uns in Ruhe. Ob da ein Trauerjahr immer reicht? Kann man diesen seelischen Schmerz überhaupt vergleichen mit einem körperlichen Schmerz? Worin liegt der Unterschied? Bei einem körperlichen Schmerz vermuten wir (bis jetzt) eine mechanische Ursache, einen Zustand, den man durch Medikamente und Operationen beheben kann. Also hoffen wir auf ein Eingreifen von außen. Beim seelischen Schmerz empfehlen wir erst einmal Ruhe, Besinnung, Abwarten, »Zeit heilt alle Wunden«. Etwas muss also bewältigt oder verarbeitet werden. Das geht nur durch Konzentration und innere Einkehr. Dann erst taucht man in die Realität wieder auf und kann jetzt Ortswechsel und neue Aktivitäten realisieren, um die Vergangenheit in einem blasseren Licht zu betrachten.

Sehen Sie irgendeinen Zusammenhang zwischen diesen beiden eigentlich unvermeidbaren Ereignissen, die wir grundsätzlich nicht willentlich beeinflussen können? Sind wir in beiden Fällen dem Schicksal ausgeliefert? Das Gemeinsame ist, es wird uns etwas genommen, etwas von uns gerissen. Diese Erkenntnis führt uns aber zu der Frage, ob wir nicht doch wenigstens chronische, körperliche Schmerzen generell vermeiden können. Oder sind auch diese eine unabänderliche, unabdingbare Lebenserscheinung?

Im Schmerz begegnen uns also zwei Komponenten. Zum einen der körperlich präsente in der Jetztzeit und zum anderen eine schemenhafte Verschiebung, die nur noch in der Erinnerung existent ist. D.h. sie vergeht, verblasst, verschwindet in einem dunklen Verließ und verlässt möglicherweise die persönliche Erinnerung, um dann im gesamten Bewusstsein der Menschen als regelhafter, konstanter Archetyp wiederaufzutauchen.

Die anderen Begriffe, die hier eine Rolle spielen, sind die entgegengesetzten Pole (Yin und Yang), die immer machtvoll nach einer Einheit streben und uns Probleme machen je nachdem, wie weit sie sich momentan auseinander befinden. Hier als Schmerzen. Die ideale Vorstellung eines einheitlichen Wesens, wie es in vielen Schöpfungsgeschichten vorkommt, können wir als Einzelperson nie verwirklichen.

Als die Evolution auf den Gedanken kam, eine beschleunigte Entwicklung für ihre Versuchskaninchen einzuführen, hat sie den Trick mit der Vermischung von Erbanlagen gewählt, von Chromosomen. Die Entwicklungsmöglichkeiten in einem solchen System sind wesentlich schneller. Das ging aber nur durch eine vorhergehende Teilung der gesamten Bauinformationen in zwei Hälften, um dann wieder ein neu zusammengestricktes Wesen zu schaffen. Die Einführung der Sexualität führte noch zu einem zusätzlichen Gag. Diejenigen, die sich am besten in einer gegebenen Situation durchsetzen konnten, hatten die meisten Nachkommen. Noch einmal eine Beschleunigung in der Entwicklung, die auch die Artenvielfalt begünstigte.

Adam und Eva

Nachdem Gott zuerst einen Menschen »Adam« als androgynes Wesen geschaffen hat, spricht die christliche Schöpfungsgeschichte von einer Teilung. Gott hat Adam »eine Seite« genommen (die Lutherische Bibelübersetzung spricht von einer »Rippe«. Das ist ein wenig missverständlich und lässt die gleichmäßige Teilung vermissen). So wurden zwei Pole erschaffen, Anti-Pole, Yin und Yang, geschaffen aus einem Stoff. Für uns gibt es seitdem eben männlich und weiblich.

Es scheint nun eine der merkwürdigen Lebensaufgaben des Menschen zu sein, diese unmögliche Vereinigung wieder zustande zu bringen. Sei es in der uns nach außen geläufigen Form, zumindest vorübergehend einen geeigneten Partner zu finden oder, sei es zu erkennen, wie sehr wir selbst in unserem Inneren sowohl männlich als auch weiblich sind. Jeder von uns ist mit ganz unterschiedlichen Anteilen in den verschiedensten Situationen aus diesen zwei Polen zusammengesetzt. Je weiter diese Pole in uns selbst sich nähern, umso besser und ausgeglichener fühlen wir uns momentan. So ist es wenigstens bei Individuen. Natürlich kann das nie ein konstanter Zustand sein, sondern das Ganze pulsiert und schwankt je nach erforderter Situation, eben wellenmäßig.

Was die Gesellschaft betrifft, kann ein bekanntes Phänomen auftreten. Es kommt zur Gruppenbildung. Es bilden sich Blasen, Machtblöcke zementieren sich und damit entsteht wiederum ein entgegengesetztes, diesmal größeres Spannungspotenzial, wieder mit einem kollektiv einseitigen Denken.

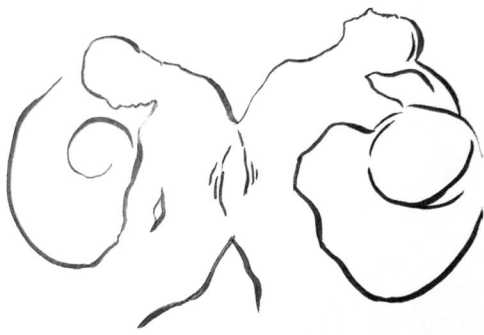

Wir müssen wohl mit der heutigen Situation fertig werden. Ein Zurück in die Vergangenheit dürfte es wohl nicht mehr geben. Vielleicht nach einer nochmaligen, alles zerstörenden, kosmischen Katastrophe? Dann hätten wir möglicherweise die Chance zu einem Neuanfang. Aber wären wir dann noch dieselben? So bleibt uns nur übrig mit einem wehmütigen Blick auf ein noch heute fragwürdiges Relikt unserer eigenen Vergangenheit zu blicken. Aber urteilen Sie selbst: Wollten wir wirklich zurück in ein solches Leben?

Schmerz ist nötig

Was für uns eigentlich ganz selbstverständlich ist, entpuppt sich bei näherem Hinsehen doch als eigenartig. Warum gibt es zwei verschiedene Arten von Schmerz? Einen akuten und einen chronischen? Worin sollte der Sinn liegen?
Jeder muss sich vor Gefahren schützen. Dafür braucht er ein akutes Warnsystem. Wenn eine Gefahr weiter entfernt ist, genügt ein mehr oder weniger

sanfter Hinweis wie ein lautes Geräusch (Ohr). Betrifft es ganz direkt den eigenen Zellverband, bleibt keine Zeit für lange Überlegungen (Haut). Es muss sofort gehandelt werden. Rückzug ist angesagt. Selbst bei einer trägen Schnecke reagieren deren Fühler blitzschnell.

Aber was für einen Sinn sollte der chronische Schmerz haben, der uns so unverhofft überfällt, peinigt, dann aber wieder verschwindet um sich im unpassendsten Moment wieder zu melden? Eine Strafe? Wofür? Eine Mahnung? Vor was? Ein Funktionstest? Mit welchem Sinn? Wir finden keine vernünftige Antwort. Also ist der chronische Schmerz ein absurdes Phänomen? Das ist es bestimmt nicht. Also lassen Sie uns versuchen, den chronischen Schmerz besser zu verstehen mit dem Ziel, ihn zu vermeiden oder so schnell wie möglich wieder los zu werden.

> *Schmerz ist ein Signal. es will uns warnen. Würden sie ein Warnsignal in ihrem Auto einfach ausschalten. weil es sie stört?*

Nur der Mensch hat den chronischen Schmerz gepachtet

Wann einer chronische Schmerzen hat, ist gar nicht so einfach zu beantworten, weil wir von außen nicht sehen oder beurteilen können, ob jemand wirklich Schmerzen hat und wie stark diese sind. Wie die Bezeichnung chronisch schon sagt, spielt die Zeit eine Rolle. Es muss also eine Weile verstrichen sein, bevor ein Schmerz chronisch genannt werden kann. Wie wir später noch sehen werden, haben wir Schwierigkeiten, Zeit zu definieren. Wir können sie nicht fühlen, sondern nur vergleichen mit anderen Phänomenen, die wir beobachten, z.B. einen Tag durch den Lauf der Sonne, eine Sekunde durch einen Zeiger oder durch Schwingungen von Kristallen in einer Uhr. Chronische Schmerzen kann also nur jemand entwickeln, der auch ein Zeitgefühl hat, der irgendwie Zeit messen kann.

Er muss sich erinnern können. Er muss in der Lage sein, die Vergangenheit in die Gegenwart zu holen. Das können neugeborene Kinder nicht. Es braucht also eine Erfahrung und die Fähigkeit sich zu erinnern. Es hat auch mit der Entwicklung des eigenen Willens zu tun. Wie wir wissen, kann das beim Menschen recht lange dauern. Tiere in der Wildbahn können sich im Allgemeinen nicht daran erinnern, was gewesen ist. Haustiere, wenn überhaupt, dann nur beschränkt.

Es sieht so aus, als habe der Mensch die chronischen Schmerzen für sich gepachtet. Das verpflichtet uns geradezu, dieses Phänomen eigenständig zu lösen. Die ganze Abteilung chronischer Schmerz ist alleine uns Menschen vorbehalten. Für jeden Einzelnen heißt das, er muss sich selbst darum kümmern und seine eigene Lösung finden. Für die Gesellschaft und die Fachleute heißt das, sie müssen entsprechende Lösungsansätze liefern, die helfen können.

Der chronische Schmerz tritt plötzlich auf, unvorhergesehen. Wenigstens scheint es so oder er ist uns vorher nicht bewusst. Wir haben meist keine Erklärung dafür, woher er so schlagartig kommt. Es gibt keinen Zusammenhang zu einem auslösenden Ereignis. Sicher, es ist häufig eine Bewegung, vielleicht eine Ungeschicklichkeit, die als Auslöser angesehen wird. Aber wenn wir genau hinschauen, gibt es keinen vernünftigen Zusammenhang. Chronischer Schmerz macht vordergründig keinen Sinn. Oder ist das gerade seine verborgene Bedeutung? Sollen wir nach einem Sinn suchen? Und wenn ja, warum?

Das glücklichste Volk

In seinem Buch »Das glücklichste Volk« beschreibt der Missionar und Sprachforscher Daniel L. Everett ein Volk im brasilianischen Dschungel von rund 350 Menschen, die eine eigene, unabhängige Sprache sprechen, die Piraha. Das Besondere daran für uns, wir können durch sie ein wenig in unsere eigene menschliche Vergangenheit zurückblicken. Pirahas haben eine sehr einfache Sprache mit einfachen Satzkonstruktionen. Nebensätze gibt es nicht, Zahlen sind nicht vorhanden, und es gibt auch keine Begriffe für eine zeitlich differenzierte Vorstellung. Sie leben nur in der Gegenwart, sind immer gut drauf und lachen viel. Eine Satzkonstruktion wie »Wenn ich ausgeschlafen habe, werde ich mal was essen« gibt es nicht. Es heißt einfach »Ich schlafe, ich esse«.

Die große, einheitliche Familie, das auf einander angewiesen Sein, ein bedingungsloses Zutrauen dem anderen gegenüber, macht das Leben einfach und glücklich. Alles wird geteilt. Jeder lebt nur im Hier und Jetzt. Wie könnte man also Glück definieren? Welche Kriterien sind dafür wichtig?

Zum einen gibt es unter ihnen keine großen Unterschiede. Sie sind alle verwandt. Einen ausgeprägten Individualismus werden wir auch nicht finden. Man ist selten allein. Jeder lernt alle notwendigen Fähigkeiten und macht die gleichen Erfahrungen. Jeder ist nackt, jeder kennt den anderen von Geburt an. Es gibt keine Geheimnisse. Jeder muss für den anderen da sein und sich um ihn kümmern. Auf der Ebene des Gruppenverhaltens finden wir eine ebensolche Harmonie. Die jeweilige Vorstellung von Gut und Böse oder was richtig und falsch ist, dürfte sehr einheitlich sein.

Abweichende Betrachtungsweisen können sich gar nicht entwickeln, denn in so einer kleinen Gruppe ist wirklich jeder auf den anderen angewiesen. Jedes gesunde Leben ist viel wert. Ohne die gesamte Gemeinschaft in ihrer traditionellen Größe (weder zu groß noch zu klein) kann der Stamm nicht gut leben.

Das dritte Kriterium führt uns wieder zu unserem Hauptthema dem Schmerz zurück. Wenn es keine Vergangenheit gibt, kann es weder einen Ort noch eine Zeit außer dem Jetzt geben, die eine quälende oder unangenehme Erinnerung mit sich bringt. Chronische Schmerzen, welche regelmäßig in unserer Zivilisation vorkommen, sind also bei diesem Volk gar nicht möglich.

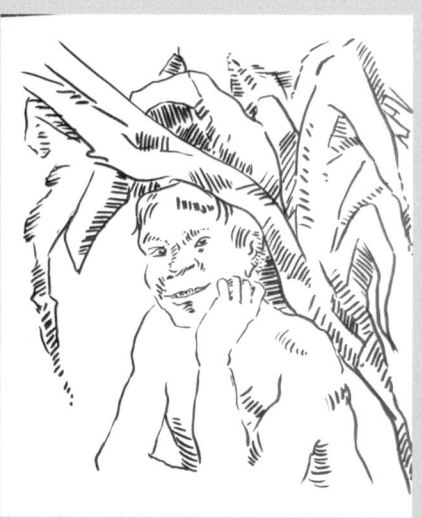

Akute Schmerzen bei Verletzungen und Unfällen sind selbstverständlich gleich wie bei uns. Aber gerade diese quälenden, nicht bestimmbaren Schmerzen, die kommen und gehen und die sich schon eine Ewigkeit hinziehen, die mit der Zeit immer schlimmer werden, deren Ursache wir oft auch gar nicht kennen oder auch nicht wahrhaben wollen, alle diese Schmerzen sind völlig unbekannt. Deswegen bezeichnet der Autor mit ein wenig Wehmut diesen Stamm als »Das glücklichste Volk dieser Erde.«

Das traurige Nachspiel. Mit dem Versuch, diese Völker in die Zivilisation zu bringen, werden sie praktisch ausgerottet, nicht zuletzt deswegen, weil in ihrem Paradies nicht die Notwendigkeit bestand, irgendwelche Maßnahmen zu entwickeln gegen moderne Infektionskrankheiten und Bakterien. Wie vor 500 Jahren bei der Besiedlung Südamerikas ist es auch heute noch so, ein Hauch aus einem zivilisierten Munde lässt den »Primitiven« umfallen.

Chronischer Schmerz – eine Projektion des Gehirns

Diese Aussage ist eigentlich eine Zumutung. Sie verlangt, dass wir praktisch an uns selbst zweifeln. Wir spüren doch genau, wo etwas wehtut an unserem Körper. Ganz außen an der Oberfläche ist es auch tatsächlich so, dass der Ort des Schmerzes mit dem Entstehungsort identisch ist. Hier kommen die Einflüsse aus der Umgebung und der Außenwelt auf uns zu und da müssen wir tatsächlich exakt unterscheiden können, worin denn die Gefahr besteht. Wir merken ganz genau, wo uns die Mücke gestochen hat und schlagen sofort zu. Entsprechend vielfältig sind die Fühler (Rezeptoren) angelegt, die uns diese Unterschiede klarmachen (kalt, heiß, Druck, usw.). Aber:

Es gibt keinen spezifischen Schmerzreiz und deswegen gibt es auch keine spezifischen Rezeptoren dafür.

Einen Schmerzreiz allgemein gültig physikalisch oder chemisch zu definieren ist unmöglich. Es werden laufend von den unterschiedlichsten Rezeptoren alle möglichen Informationen im Körper registriert und weitergeleitet. Im Rückenmark treffen dann die sensiblen Neuronen zusammen und die Eindrücke und Informationen aller Quellen bilden eine Vermutung von Schädlichkeit.

Ist der Schmerzreiz sehr heftig und plötzlich, dann wird das Gehirn gar nicht benachrichtigt, weil eine Reaktion über diesen Umweg viel zu lange dauern würde. Noch auf derselben Ebene im Rückenmark wird auf die benachbarten Nervenbahnen desselben Wirbelsegmentes umgeschaltet, die

24

die entsprechenden Muskeln veranlassen, einen sofortigen Vermeidungsreflex einzuleiten, wie bei dem berühmten Griff auf die heiße Herdplatte.

Normalerweise werden alle relevanten Informationen zum Gehirn weitergeleitet, und zwar zum Thalamus. Von diesem Zentrum, mitten im Gehirn, auch als Tor zum Bewusstsein bezeichnet, werden dann andere, für unterschiedliche Themen zuständige Spezialabteilungen der Großhirnrinde gefragt, was sie davon halten. Wenn der überwiegende Eindruck bei den Departements entsteht, es sei Gefahr im Verzug, wird unverzüglich die »Ratsversammlung« einberufen, und darüber abgestimmt. Der »General« übernimmt ab jetzt die Verantwortung und leitet sofort die Schmerzprojektion ein. Er ist der Befehlshaber und Koordinator für alle Prozesse im Körper. Er verfügt über sämtliche Informationsquellen, die der Körper aufnehmen kann. Jeder nur mögliche Reaktionsweg im Körper wird ausgenutzt. Ein wenig Bescheid wissen wir über die Nerven und die Übertragung von Informationen im Blut zum Beispiel über Hormone. Aber wir werden sehen, dass noch ganz andere Möglichkeiten über die Faszien laufen, von denen wir bis jetzt noch keine große Kenntnis haben und die wir bewusst auch noch gar nicht registriert und verstanden haben.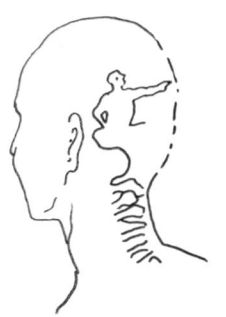

Der Schmerzreiz wird gezielt in eine bestimmte Region des Körpers gesendet. Wir fühlen dann lokal einen Schmerz. Eine mögliche Gefahr könnte zum Beispiel für den Thalamus sein, wenn in einem Teil des Körpers der Abbau oder die Zerstörung des Gewebes schneller erfolgt als deren Aufbau. Also die Warnung vor einem gestörten Gewebestoffwechsel. Schmerz wäre dann eine physiologische Vorwarnung vor einem drohenden Schaden, lange bevor die Zellgemeinschaft irreversibel zerstört wird. Die tägliche Praxis zeigt auch, wie durch Angst und Erwartung Schmerzen erheblich gesteigert werden können. Die hierdurch ausgelöste Verkrampfung verstärkt wiederum den Schmerz, indem sich der Muskeltonus erhöht und dadurch die Versorgung mit Sauerstoff im Gewebe erst einmal eingeschränkt wird.

Das führt zur Aussage: Chronischer Schmerz ist (lediglich) eine Projektion des Gehirns, eine gefilterte Reaktion.

> *Im Kopf wird entschieden, was Schmerz ist und was nicht.*

Im Prinzip heißt das, wir sind für uns, unser Handeln und unsere Gefühle selbst mitverantwortlich. Objektiv ist uns die Welt nicht feindlich gesinnt und deswegen können wir sie nur bedingt für unsere chronischen Schmerzen verantwortlich machen.

Aber ist es nicht egal, ob wir Schmerzen haben oder nicht? Nein, ist es nicht, denn diese Turbulenz und die damit verbundene mangelnde Fokussierung und Konzentration hat Einfluss auf alle Zellen in unserem Körper.

Alter und die Zunahme von Chaos

Schmerzen und Altersveränderungen sind Zeichen von Chaos oder Zunahme der Entropie (Auflösung und Zerfall). Eine Mahnung, die frühere, natürliche Ordnung des Körpers wiederherzustellen.

Es muss also zu weiteren Schwierigkeiten führen, wenn sich jetzt nicht bald etwas ändert. Offensichtlich nehmen Veränderungen und Spannungen so weit zu, dass eine Mahnung fällig ist.

> *Schmerzen können bedeuten: das Gehirn ist nicht einverstanden mit der Richtung, in der sich die Dinge weiterentwickeln. In der Vergangenheit hat der Körper einen Weg eingeschlagen, der deutlich vom ursprünglichen Plan abweicht..*

Aus welchen Informationskanälen das Gehirn seine Daten bezieht, können wir uns gut vorstellen. Da alles mit allem verbunden ist, sind in diesem

Falle alle Kanäle offen. Alle später beschriebenen Rezeptoren und Systeme zur Informationsübertragung spielen hier eine Rolle, auch wenn wir sie im Einzelnen (noch) nicht mit irgendwelchen Messinstrumenten nachweisen können. Es ist wahrscheinlich so, dass schon die zelluläre Ebene ihre Erkenntnisse nach oben weitergibt. Sicher aber ist, die Übertragung von

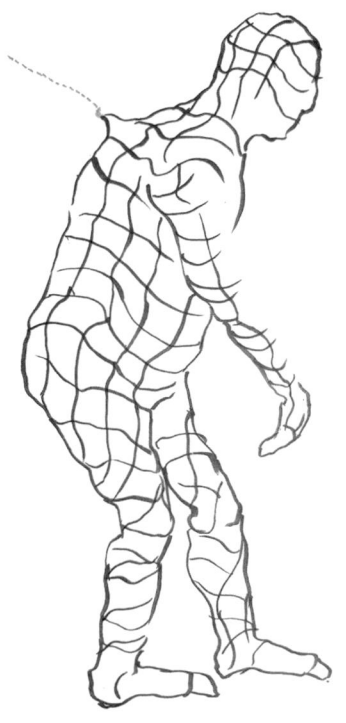

den entsprechenden Rezeptoren zum Gehirn funktioniert sehr gut und dieser Weg ist wahrscheinlich auf dem Rücktransport in die Peripherie auch ausschlaggebend für die empfundenen Unannehmlichkeiten. Die Mahnung ist zugleich eine Aufforderung: »Verändere deine Situation!«. Ob das kurzfristig geschieht oder lange dauert, scheint den »Wächtern« und dem »General« egal zu sein. Sie nehmen jedenfalls einfach ihre Überwachungsfunktion ernst.

Wenn Sie das Spiel konsequent weiterdenken, dann will uns der Schmerz davor warnen, im Alter das zu erleben, was wir heute Alterserkrankungen nennen. Dazu gehört die Unbeweglichkeit auf körperlicher Ebene, vom Einfrieren der Gelenke bis zum Morbus Parkinson, kombiniert mit der geistigen Ebene, die sich dann äußert in Kraftlosigkeit, Alzheimer oder Demenz. Dazu rechnen kann man auch den unorganisierten Wildwuchs von einzelnen Zellklumpen in verschiedenen Organen, was wir dann als Krebs bezeichnen. Alle diese Erkrankungen haben eines gemeinsam, wir haben trotz unterschiedlicher Ansätze und Theorien bisher keinen wirklichen Erfolg bei der Ausschaltung.

> *Der Schmerz will uns davor warnen, im Alter das zu erleben, was wir heute Alterserkrankungen nennen.*

Warum blockieren wir uns selbst?

Aber die Idee, etwas dagegen zu tun, ist auch nicht besonders ausgeprägt. Wenn wir das schon alles wissen, wäre es nicht angezeigt, schon früh danach zu suchen, woher diese zusätzliche Blockade kommt? Warum lassen wir das alles so geschehen? Wir wissen ganz genau, wie lange es dauert, bis etwas auf diesem großen Planeten in Bewegung gerät. Wenn irgendwelche Schwierigkeiten auftauchen, vermeiden wir möglichst, eine Verbindung mit unserer Vergangenheit herzustellen. Unser kollektives Alltagsgedächtnis ist wirklich kurzfristig.

Die jetzige Situation mit einem Verhalten aus der Vergangenheit in Verbindung zu bringen, fällt uns schwer. Die geniale Entkoppelung von Körper und geistigem Überbau macht es möglich. Wir vergessen die alten Notwendigkeiten und Zwänge und genießen die gegenwärtige unkomplizierte Situation.

Aber Sie wissen selbst intuitiv ganz genau, außer dem Schmerz, der jetzt plötzlich etwas Reales darstellt, drängen noch andere Elemente in den Vordergrund. Das äußert sich dann in einem unruhigen Schlaf mit wüsten Träumen. Oder in einem permanent unguten Gefühl. Vielleicht macht sich auch ein tiefes Empfinden von Ungerechtigkeit und Unzufriedenheit breit. Ängste und das Gefühl gemobbt zu werden, können sich immer wieder in die Gedanken schleichen. Alle diese Schimären beschäftigen uns wie in einer Endlosschleife. Perseveration nennt man dieses Karussell. Das ist uns auch mehr oder minder bewusst.

Im Zurückdrängen dieser mahnenden Geister sind wir sehr gut. Sie lassen sich aber nicht so leicht verdrängen. Von der Psychoebene wird sehr erfolgreich auf die Körperebene gewechselt. Wenn das eigene Ich auf psychischer Ebene kein entsprechendes Gehör findet, wird jetzt die Aufmerksamkeit des Körpers erzwungen mit der brutalen Forderung,

> *»Ändere deine innere und äußere Haltung!«*

Ist das eine Art von Erpressung?

Das heißt im Klartext: die Veränderung der äußeren Haltung oder der Versuch, die Schmerzen zu beseitigen, werden alleine das eigentliche Problem nicht lösen. Es ist komplexer. Da jedoch Kranksein und der Aufenthalt in einer Klinik gleichzeitig bedeuten, eine Ruheperiode einzulegen (praktisch eine Regression in die körperliche und geistige Kindheit), ist genügend Zeit da (hoffentlich), wichtige Dinge zur Ruhe kommen zu lassen, zu erkennen und zu verändern. Diesen wichtigen Nebeneffekt haben wir Gott sei Dank auch bei jeder Operation, mag sie auch noch so unsinnig sein. Die Wirkung ist tatsächlich frappierend.

Wir kreieren unseren Schmerz selber

Chronische Schmerzen haben mit Erinnerung zu tun. Nur wer sich erinnern kann, wird chronische Schmerzen haben, also eigentlich nur der Mensch. Dieser erinnerte Schmerz bedeutet nicht, dass etwas kaputt oder verletzt ist. Man kann sich auch nicht darauf verlassen, dass die Ursache da ist, wo man etwas spürt.

> *Das Schmerzsignal bedeutet nichts anderes als »Gefahr«.*
> *»Irgendetwas ist nicht in Ordnung. Kümmere dich darum und*
> *ändere etwas, damit es uns allen weiter gut geht!«*

Das ist die Botschaft des Gehirns. Die Intensität und Bedeutung (Gewicht) des gefühlten Schmerzes wird vom Gehirn gestaltet und festgelegt.

Schwierig zu verstehen ist die Tatsache, dass wir uns unseren Schmerz selbst basteln. Auslöser ist das Gehirn, das plötzlich eine »Gefahr« zu erkennen glaubt. Ob wirklich eine Gefahr besteht, spielt keine Rolle. Für das Gehirn sprechen die erhaltenen Informationen aus dem Körper jedenfalls dafür. Dieses Zentrum kann nicht beurteilen, was in der Außenwelt geschieht. Es ist seine Aufgabe uns zu beschützen. Der Schmerz ist lediglich ein Warnsignal. Es gibt keine logischen Argumente und die würden auch nicht verstanden. Nur was in den verschiedenen Abschnitten und Bereichen des Gehirns als eigene Erfahrung oder Erinnerung oder als festliegende Wahrheit (Glaube) gelagert ist, spielt eine Rolle.

Das hat damit zu tun, dass die Wahrnehmung unserer Außenwelt zwar über Rezeptoren läuft, aber bewusst werden diese Reize immer nur durch Emotionen.

> *Wir müssen etwas fühlen, damit wir etwas einordnen können.*

Ob das einer objektiven Wahrheit entspricht, ist unerheblich. Aber es wird gespeichert. Wo genau, wissen wir noch nicht. Wir nehmen zurzeit wohl kollektiv an, dass die meisten Informationen im Gehirn gespeichert werden.

Was Schmerz, maligner Stress und Demütigungen betrifft, gibt es seit mindestens 12'500 Jahren die kollektive Vorstellung, später auch in den unterschiedlichsten Kulturen, dass dieser Stress (oder auch Verspannung) im bindegewebigen Bereich unseres Körpers gespeichert wird. Wir würden heute sagen: in den Faszien. Ein altes schamanisches Wissen!

> *Körperlicher und seelischer Stress führen zu Verspannung.*

Wahrscheinlich hat sich diese Erfahrung all die Jahrtausende erhalten, weil das Ausschalten dieser Phänomene durch periphere Entspannung (der Faszienbahnen) immer äußerst erfolgreich war. Der Erfolg bestimmt den Wert einer Theorie. Ein Therapieansatz, wie er heute postuliert wird, der flächendeckend in der Bevölkerung versagt (jeder erfährt das irgendwann), kann nicht richtig sein. So logisch er auch dargelegt wird.

Häufig werden Sie die Schmerzen so erfahren, als gäbe es da einen Schalter im Gehirn, der den Schmerz nach Belieben wie eine Lampe ein- und ausschaltet. Der Schmerz ist ja nicht dauernd präsent. Plötzlich ist er weg. Dann ist er wieder nur ein bisschen vorhanden. Gerade in einem unpassenden

Moment besonders heftig. Tröstlich ist allein die hoffentlich aufkeimende Erkenntnis, wenn das so wechselhaft ist, dann kann ja nichts ernsthaft defekt sein. Doch die Plage geht weiter. An – Aus, An – Aus. Wer jetzt auf die Idee kommt, das klingt ganz nach Verspannung und Entspannung, der liegt eigentlich richtig. Denn genau so leicht ist der Schmerz auch zu beheben.

• Verspannung lösen (machen Sie selbst).
• Schalter auf Aus stellen (macht das Gehirn).
• Es besteht aber keine Korrelation.

Wir können trotzdem auf diesen Schalter Einfluss nehmen und damit natürlich auch auf den gefühlten Schmerz. Wir müssen dem Gehirn klarmachen, dass es sich irrt. Das gelingt uns am besten dadurch, dass wir unser Gehirn über unseren Körper umprogrammieren.

Selbst das kollektive Gedächtnis spielt eine Rolle

Nur, weil wir uns erinnern können, haben wir Schmerzen. Unsere gefühlten Schmerzen haben wir meist am eignen Körper selbst erlebt, wobei es durchaus zu einer Überlagerung kommen kann, die verstärkend wirkt. Vielleicht haben wir nicht immer alles richtig gedeutet. Es mögen auch Fehlinformationen dabei gewesen sein und das eine oder andere Mal haben wir eine Situation oder einen Ausdruck falsch interpretiert, vor allem, was die empfindliche Psyche betrifft. Kann es sein, dass nicht nur unsere eigene Erinnerung und unser persönliches Schicksal unsere Schmerzempfindung bestimmt? Können wir irgendwo einen Speicher

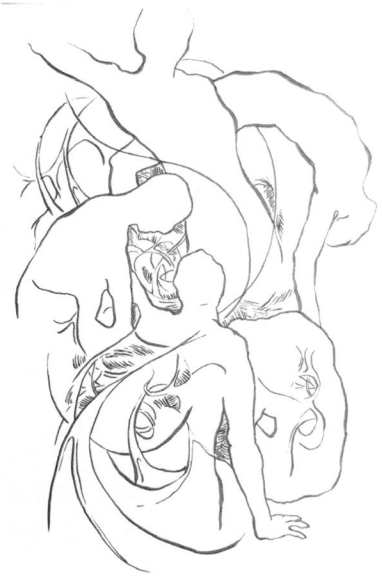

für ein kollektives Gedächtnis vermuten, der durch lange Erfahrung sich eingebrannt hat in einen gemeinsamen Bewusstheitspool? Bei verfolgten Minderheiten könnte dies der Fall sein. Wenigstens sprechen historische Erfahrungen dafür. Könnte es auch bis in die Steinzeit zurückreichen?

Bei der sogenannten Overhang-Übung (die im zweiten Band und im separaten Übungs-Buch genau beschrieben ist) funktioniert das in etwa so: Sie lassen die Beine über den Tischrand hängen und wenn Sie es richtig machen, dann werden Sie schon nach ein paar Sekunden zunehmend Schmerzen im Kreuz empfinden. Das durchgedrückte Kreuz ist eine ungewöhnliche Position für den Körper. Die Bänder geraten unter Spannung und mit der zunehmenden Wölbung (Lordose) der Lendenwirbelsäule verstärkt sich der Schmerz. Gleichzeitig verspannt auch der Bauch. Er wird bretthart.

Das ist das Zeichen. Ihr Gehirn denkt gerade darüber nach, ob irgendwo eine Gefahr auf Sie lauern könnte. Sie liegen ja gerade da wie ein Maikäfer und sind allem ausgeliefert, was kommen mag. Der Schmerz wird heftiger. Sie könnten weder angreifen noch weglaufen, sollte jetzt wirklich ein Säbelzahntiger auf Sie zukommen oder ein Feind mit einem blanken Messer, dann wären Sie so gut wie tot. Also ist die Maikäferhaltung eine wirkliche, große Gefahr. So wird es jedenfalls vom Gehirn interpretiert. Alle Muskeln sind zum Zerreißen gespannt, besonders die wichtigen Muskeln des Bauches reagieren so. Die Folge: Sie erleben einen richtig großen Schmerz, besonders im Kreuz, mit der Aufforderung, sofort aufzuspringen und wegzulaufen.

Wenn Sie aber nicht weglaufen und die Schmerzen durch die Position Ihrer Lage auf dem Tisch so einstellen, dass die Pein für Sie erträglich ist, dann wird nach einer genügenden Anzahl von Übungen der Körper gemerkt haben, dass eigentlich gar keine Gefahr vorliegt. Das merkt er sich dann und insofern hält er es auch nicht mehr für notwendig, in Zukunft einen Schmerzbefehl auszusenden. Sie haben einfach keine Schmerzen mehr in dieser Position.

Relikt aus der Steinzeit

Wie Sie an dem Beispiel schon gemerkt haben, handelt es sich um eine wichtige Überlegung einer Überlebensstrategie vor langer Zeit, eben aus der Steinzeit. Damals war die Reaktion goldrichtig. Heute aber macht es keinen Sinn, diese Situation als gefährlich einzustufen. Es besteht überhaupt kein Grund eine Gefahr zu vermuten und wie Sie sehen, kann man diese Vorstellung abtrainieren und damit auch unser Gehirn umprogrammieren. Und das haben wir in anderen alltäglichen Momenten auch schon getan.

Jeden Tag begegnen uns eine ganze Menge eigentlich gefährlich erscheinender Situationen. Wir kümmern uns gar nicht mehr darum. Wenn Sie zum Beispiel am Straßenrand stehen und in einem Meter Entfernung eine riesige Blechkugel mit 50 km pro Stunde an Ihnen vorbei saust, werden Sie das kaum registrieren. Als die erste Eisenbahn schneller fuhr als Pferde laufen konnten, hat es lange gedauert bis die Menschen den Mut hatten, mit diesem Ungetüm zu fahren. Jetzt, aus heutiger Sicht, entlockt uns das nur ein Schmunzeln. Wir haben uns längst daran gewöhnt.

Aber bei den meisten Stresssituationen im Alltag benehmen wir uns wie in der Steinzeit, als ob wir mit unmittelbarer Strafe oder Vernichtung rechnen müssten. Wir halten den Atem an, verspannen unsere Muskulatur, beugen uns nach vorne in eine Angriffsstellung und richten Herz, Kreislauf und Muskeln so ein, als müssten wir sofort mit einem Kampf beginnen. Dabei ist uns klar, dass wir unseren Chef nicht zusammenschlagen dürfen, nur weil er uns kritisiert. Aber uns ist intuitiv nicht klar, dass wir eigentlich völlig locker sein können, weil uns unmöglich etwas wirklich Schlimmes passieren kann.

Das automatische, nicht beeinflussbare Bremssystem

Bei der Beurteilung von Schmerzen ergibt sich ein großes Problem: Die Sicherheit unserer Annahmen setzt nämlich voraus, dass wir genügend Kenntnisse über unser Nervensystem und auch über unser Gehirn haben. Durch Präparation des anatomischen Gewebes und aus physiologischen Experimenten haben wir zwar eine gewisse Vorstellung, wie das periphere Nervensystem funktioniert. Es ist außerdem verbunden mit dem vegetativen Nervensystem, was immer wieder Fragen aufwirft, wie es eigentlich funktioniert. Trotz dieser großartigen wissenschaftlichen Erkenntnisse können wir viele einfache alltägliche Phänomene nicht erklären. Wie kann es sein, wenn Sie barfuß auf einen Dorn treten oder auf einer glatten Fläche ausrutschen, dass in Bruchteilen von Sekunden praktisch jeder einzelne Muskel im Körper umgestellt wird? Über das Gehirn kann das nicht laufen. Ihr erstaunter Gesichtsausdruck zeigt jedes Mal, wie spät Sie alles erkennen und verstehen. Es ist schon vorbei, Sie können nicht mehr eingreifen. Es läuft automatisch ab, ohne Willen oder Bewusstsein. Sie können nichts dafür, aber auch nichts dagegen tun.

Es ist eine eigene Funktion des Körpers und ein Ausschalten des Gehirns. Solche Phänomene sehen wir jeden Tag am laufenden Band. Sie können auf einer Eisfläche nicht rennen, übrigens mit Handschellen auch nicht gut. Das alles lässt der »General« nicht zu.

Wenn Sie eine Hantel von 50 kg hochheben wollen und machen das mit geschlossenen Füßen, so wird es Ihnen wohl kaum gelingen. Setzen Sie Ihre Füße aber schulterweit auseinander, haben Sie damit keine Probleme. Versuchen Sie, sich einmal zu kitzeln. Es wird Ihnen nicht gelingen. Warum kann aber jeder andere Sie damit zum Lachen oder gar Kreischen bringen?

Wir bekommen also einen Blick in ein automatisches Bremssystem,

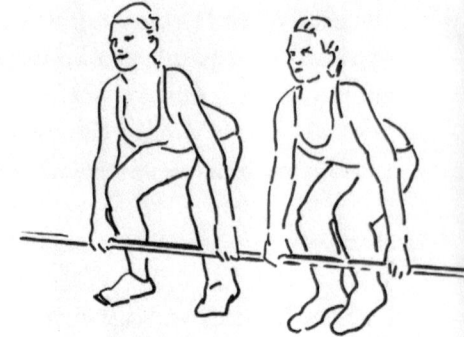

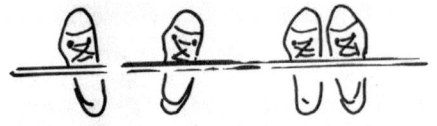

das in keiner Weise ausreichend beschrieben worden ist und das wir bisher nicht erklären können. Wer stellt es an und aus? Wir wissen das inzwischen. Es ist natürlich der »General«. Wo ist es zu suchen? Es arbeitet Tag und Nacht, ist offensichtlich durch Alkohol und Drogen zu beeinflussen, aber willkürlich können wir nicht damit arbeiten. Wie funktioniert dieses System? Kann man es trainieren? Einen Teil kann man üben und verbessern, denn das ist wohl der Effekt und der Vorteil, den trainierte Sportler haben. Und wie ist das im Alter, wenn diese Reaktionen deutlich langsamer werden oder gar aussetzen? Wer reguliert das Ganze? Ist es ein Zufall, dass in dem Moment, wo wir uns nicht mehr so perfekt bewegen können, entweder Einzelteile oder sogar der ganze Körper mehr Schmerzen melden? Ist das ein Gesetz »Mehr Schmerzen im Alter«? Oder haben diese Schmerzen etwas mit der mangelnden Beweglichkeit zu tun, also der Bremsmuskulatur oder mit einem Teil des nicht beeinflussbaren, autonomen Nervensystems? Wir sollten uns nicht wundern, wenn in Zukunft ganz andere Möglichkeiten der Schmerzbekämpfung auf uns zukommen. Im Ansatz hat dieser Prozess schon begonnen.

Es spricht vieles dafür, dass unsere Fehlhaltung sehr früh körperlich ihren Ausdruck findet, wir sie aber noch nicht als Schmerzen empfinden. Vielleicht als Empfindungsstörung oder Irritation, als unangenehmes Gefühl oder Juckreiz, als leichte Entzündung oder Muskelkater. Solche Sachen kommen immer wieder vor, eigentlich jeden Tag. Da denken wir, es lohne sich nicht, besonders darauf zu achten. Diese Unachtsamkeit (Abhärtung) kann auch gesellschaftlich trainiert werden. »Ein Indianer kennt keinen Schmerz!« Dieser Spruch versucht schon am Anfang, beim ersten Zeichen, die Erklärung und Aufmerksamkeit zu unterdrücken. Hat die deutlich größere Verletzungsgefahr der außer Haus arbeitenden Männer, die in ihrer Freizeit dazu noch Yang-Sportarten betreiben, in Kombination mit dem oben erwähnten Spruch, eisern und hart zu sein, letztlich damit zu tun, dass die Lebenserwartung der Männer um einiges geringer ist als bei den Frauen? Eine Rolle mag es schon spielen.

Sind Schmerzen wie ein Eisberg?

Schon bei einer geringen Abweichung der Spannung in unseren Gliedern bemerken wir ein Kribbeln oder einen gewissen Grad von Taubheit. Das schwankt dann so hin und her, kümmert uns jedoch nicht sonderlich. Aber könnte das nicht der Anfang eines Ereignisses sein, mit dem der Körper uns klarmachen will, hier ist jetzt etwas nicht in Ordnung? Ob es nur kurz vorhanden ist oder länger dauert, ist im Moment nicht zu sagen. Insofern reicht diese sanfte Aufmerksamkeit aus. Bleiben der Zustand oder die Irritation bestehen, kommt diese »Ermahnung« vielleicht ein wenig heftiger, aber wir nehmen sie einfach nicht bewusst wahr oder wollen sie nicht wahrnehmen. Schließlich wird die Schwelle zum störenden Schmerz überschritten. Wir fangen an, die Schmerzen zu registrieren. Erst in diesem Moment veranlassen sie uns endlich, der Frage nachzugehen »Was ist da eigentlich nicht in Ordnung?«

Wenn wir jetzt ein Bild dieses Schmerzes anfertigen sollten, passt für mich am besten dasjenige eines Eisberges. Nur 10-20 % dieses Kolosses sehen wir über Wasser (und registrieren damit auch, dass wir Schmerzen haben) die restlichen 80-90 % sind irgendwo in nicht sichtbaren Tiefen. Sollte das wirklich so sein, hätte das entscheidende Konsequenzen für die Therapie. Dann wäre es sinnlos, nur das oberflächig sichtbare Eis abzutragen. Eine Herkulesaufgabe käme auf uns zu. Wir müssten den gesamten Eisblock zum Schmelzen bringen. Daraus ergäbe sich die Konsequenz, schon sehr früh zu versuchen, die Eisbildung zu registrieren und den Berg gar nicht anwachsen zu lassen. Oder besser noch, man hält die Temperatur des Wassers immer so hoch, dass sich niemals Eis bilden kann. Die Jahre, die uns eigentlich in der besten Zeit des Lebens einschränken, unbeweglich und unleidig vor Schmerzen machen, würden bald in der Erinnerung verblassen, einfach nicht mehr existieren. Und Geld würden wir zudem noch sparen.

Empfindliche Personen – Fibromyalgie

Wenn wir uns Schmerzen wirklich so vorstellen wie die Entstehung und das Wachsen eines Eisberges, könnten wir mit diesem Bild auch erklären, warum es so viele Menschen gibt, die jeweils eine richtige Odyssee durch die unterschiedlichsten Arztpraxen hinter sich haben. Ihre immer wieder angegebenen und beklagten Beschwerden entsprechen keiner Veränderung im Körper. Man kann nichts Abnormales feststellen. Sämtliche Apparate versagen, geben keine Auskunft, auch die modernsten und teuersten. Blutuntersuchungen und sonstige Laborwerte geben keinen eindeutigen Hinweis auf irgendeine spezielle Erkrankung. Eine Situation, die sowohl für Patienten als auch für Ärzte frustrierend ist. Bis auf wenige Spezialisten, die mit ziemlich eigenartigen Vorstellungen (bis zu Operationen) versprechen, diese zum Teil unerträglichen Schmerzen auszuschalten, sind erfolgsverwöhnte Ärzte nicht besonders begeistert von den immer wiederkehrenden, durchwegs aber doch vorwurfsvollen oder resignierten Gesichtern der Betroffenen. Schliesslich landen diese unglücklichen Menschen dann in den Armen von Neurologen und Psychiatern. Aber auch von da kommt keine fundamentale Hilfe.

Am deutlichsten wird es bei der Personengruppe, die wir unter der Diagnose Fibromyalgie (Weichteilrheuma) einordnen. Immerhin sollen zwei bis drei Prozent der Bevölkerung betroffen sein. 80% sind Frauen. Sie sind eben im Durchschnitt sensibler als Männer. Falls Sie noch nichts von dieser Erkrankung gehört haben sollten, werden Sie sich wundern. Diese Diagnose ist eine komplette Ohnmachtserklärung der Medizin. Hier die Beschreibung der »Krankheit«:

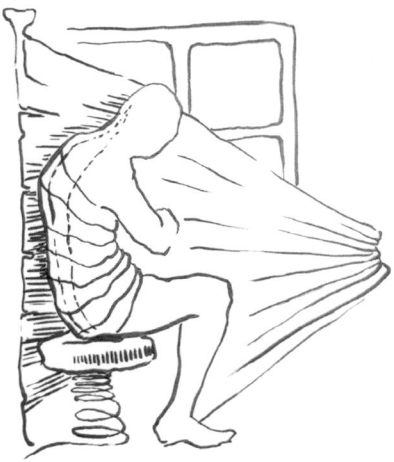

Wenn bei der körperlichen Untersuchung von 18 über den Körper verteilten, definierten Tender Points (Schmerzdruckpunkte) 11 davon schmerzhaft sind und diese Punkte sich an drei verschiedenen Regionen des Körpers befinden, dann nennt man das eine Fibromyalgie.

Sie haben richtig gelesen, wenn Sie den Tatbestand nicht sofort ganz verstanden haben. Eine Beschreibung, die irrsinnig ist? Ein anderer Ausdruck ist Tendomyopathie, der darauf verweist, welch wichtige Bedeutung den Sehnen zugemessen wird. Eine ernsthafte, wirkungsvolle Behandlung gibt es nicht. Meist gehen Schlafstörung, Müdigkeit und Depression mit dieser Krankheit einher.

Natürlich ist mir klar, dass eine Krankheit, die so viele Menschen betrifft auch in einem Katalog und in Statistiken aufgenommen werden muss, der den Richtlinien des Systems, der Kassenvergütung und den Versorgungsleistungen gerecht wird. Aber mit eigentlicher Medizin und Heilung hat das nun wirklich nichts zu tun. Es demonstriert offensichtlich nur eine Ohnmacht.

Fibromyalgie, eine Ohnmachtserklärung der Medizin

Im Gegensatz zu anderen, robusteren Sterblichen merken Fibromyalgiepatienten offensichtlich sehr viel früher in ihrem Leben, wenn ihre Faszien unter Spannung geraten. Die kleinsten Stresssituationen können das auslösen. Diese leichte Verkrampfung ist von außen gar nicht zu erkennen. Man spürt keine Veränderungen in der Muskulatur und so kommt man überhaupt nicht auf die Idee, dass hier der Beginn einer Haltungsänderung vorliegt. Das sensible Gehirn, beziehungsweise die weise »Ratsversammlung«, reagiert sehr früh und aufgeregt, weil sie intuitiv verspürt, dass diese erst im Ansatz merkbare Spannung eigentlich schon eine Überspannung ist und zu einer allgemeinen Beeinträchtigung führen wird. Jedem, der von dieser Dramatik überhaupt noch nichts spüren kann, ist dieses Verhalten unverständlich. Das Ungewöhnliche und Seltene wird nicht verstanden. Entsprechend können auch keine Gegenmaßnahmen getroffen werden. Dabei wäre es gerade in diesem Fall sehr einfach. Man müsste nur wissen, wo man ansetzen muss, wo der Schlüssel zu dieser Faszienverspannung liegt. Und genau der ist uns jetzt in die Hand gegeben. Und das wirklich Geniale daran: Es ist eigentlich ganz einfach. Es geht darum, frühzeitig diese Überempfindlichkeit zu erkennen.

Das Frühwarnsystem

> *Wenn wir davon ausgehen, dass die Verspannung der Faszien durch eine Dysbalance hervorgerufen wird, haben wir den ersten Schritt der Erkenntnis gemacht.*

Der zentrale Schwerpunkt des Körpers ist verschoben

Um diesen aufrecht zu erhalten, müssen die verschiedenen tragenden Leitbahnen ausgeglichen und lastenfrei gespannt werden, ähnlich wie in einem freien hängendem Spanndach eines Sportstadiums. Ideal ist es, wenn überhaupt keine Spannung auftritt, wenn gemäss dem sogenannten Tensegrity Prinzip alles schwebt und die Kräfte im Körper sich gegenseitig ausgleichen. (dieses Prinzip wird unten genauer erklärt). Blicken Sie in einem Stadion ab und zu einmal nach oben und prägen Sie sich dieses Bild ein. Das Dach schwebt. Es hängt frei. In der Mitte ist ein riesiges Loch. Es stürzt nichts ein. Es bewegt sich auch nichts. Selbst ein Sturm kann diesen großen Angriffsflächen nichts anhaben. Mit dieser Segelfläche könnten Sie ein Riesenschiff bewegen. Aber das Dach flattert nicht einmal. Es schwebt, dank seiner inneren Spannung. Genau diese Spannung gilt es im Körper zu erhalten. Wenn wir steif wie ein konventionelles Dach wären, würden wir wahrscheinlich schon bei einer leichten Veränderung ein »Flattern« merken und das dann auch sofort korrigieren. Als lebendes System sind wir lange in der Lage, durch Kräfteverschiebung die Dysbalance auszugleichen. Dieses Prinzip ist ebenso für die Heilung zuständig. Nur in diesem Falle nennen wir es nicht so. Es gibt nichts zu heilen. Nur zu verändern.

Das Tensegrity Prinzip

Druck und Spannungsänderung werden immer im gesamten Körper verteilt, ähneln also eher einem elastischem Spinnennetz, das auseinander gezogen und auch zusammen geschoben werden kann. Ist die Spannung, der Zug zu hoch, versteift sich das Gewebe. Es wird immer härter, bevor es schließlich zerreißt.

Sie können das nicht nachvollziehen? Machen Sie folgenden, einfachen Versuch. Nehmen Sie Ihr Ohrläppchen am unteren Rand und ziehen daran. Im Anfang geht das sehr leicht. Dann beginnt das Gewebe härter zu werden. Es wird immer steifer. Wenn Sie weiter machen wird es anfangen zu bluten. Die fasziale Struktur ist zerrissen.

Bei zu geringer Spannung und erhöhtem Druck zerfließt alles. Es wird zu Brei zerdrückt. Wir brauchen also eine intelligente Einrichtung, die das Hin-und Her, den Wechsel bei Bedarf möglichst schnell steuern kann. Das ist gerade die Genialität der Sehnen und der bindegewebigen Faszien. Sie versuchen, immer den Ausgleich zu schaffen. Dafür müssen sie geschmeidig bleiben und quasi im Wasser schwimmen. Zur Erinnerung: 60-80% unseres Körpers besteht aus Wasser (je nach Alter). Bleibt das Wasser außerhalb der Zugbahnen gibt es Ödeme. Es steht dem Körper also nicht mehr sinnvoll zur Verfügung und behindert den zügigen Fluss des Wassers zwischen den Zellen im Körper.

Es sind also zwei wichtige, entgegengesetzte Phänomene, die eine Tensegrity Struktur ausmachen und die wir bei allen Bewegungen beobachten können.

1. Ein von außen wirkender Druck wird möglichst rasch und gleichmäßig im ganzen Körper verteilt. Das können wir uns ganz gut vorstellen. Bei Zug ist es das ganz anders. Die Zugstränge reichen bis in die äußersten Ecken des Körpers, wenn jemand an einem Ihrer Arme zieht. Entlang der Hauptzuglinien werden sich die dünneren Spannungselemente ausrichten. Je größer der Zug ist, der auf sie ausgeübt wird, desto stärker ist der Widerstand des Gewebes. Es wird zunehmend steifer.

2. Wenn der Druck oder die Belastung nachlässt, kehrt der Körper sofort wieder zurück in seinen Gleichgewichtszustand. Immer optimal ausgerichtet zu sein, ist das Ziel. Das ist der Grund, warum der Körper selbständig und selbsttragend ist und wie eine Blase unabhängig nicht auf die Schwerkraft angewiesen ist. Im Idealfall ist diese gar nicht zu spüren.

Wenn jedoch permanent ein Druck oder Zug auf einen Teil des Körpers ausgeübt wird, kann mit der Zeit das Gleichgewicht nicht mehr spontan hergestellt werden. Allerdings ist jedem von uns der Druck nach unten bewusst, besonders im Alter, während der Zug nach oben in unseren Überlegungen eigentlich nie eine Rolle spielt. Die Folge davon ist, dass die Spannungszüge verhärten und versteifen müssen. Ab einer bestimmten Dauer und Stärke der Spannung bedeutet das Schmerzen und Veränderung der Gelenke. Das Gehirn sagt also nichts anderes als: »Wenn das so weiter geht, ist unsere ganze Konstruktion in Gefahr. Der ganze Körper, die ganze Existenz kann auseinanderbrechen, sollte jetzt noch eine zusätzliche Belastung auftreten«. Da bei den meisten von uns irgendwelche Teile einer Belastungsstraße verspannt oder gar verhärtet sind, werden wir bei wirklich extremen Herausforderungen mit Schaden und Bruch rechnen müssen. Deswegen bleiben wir dann mit zunehmendem Alter immer häufiger auf sicherem Terrain. Wir können uns einfach nicht mehr so gut bewegen. Das ist zum Teil auch unserer Bremsmuskulatur zu verdanken, die darüber wacht, dass wir keine unabsichtliche Bewegung machen, die zu Sturz oder Verletzung führt.

Interessant ist jetzt der Übergang von selbstverständlicher Korrektur zur »Heilung«. In dem Moment, in dem der Ausgleich nicht mehr von alleine gelingt, indem einzelne, zusammenhängende Gewebeteile ihrer Fähigkeit beraubt werden sich selbst zu helfen und zu schützen, just dann beginnt ein Krankheitsprozess. Klein eventuell und lokal. Aber wir erinnern uns: Es ist immer eine ganze Belastungsbahn betroffen und der Körper hat natürlich schon seine Möglichkeiten ausgespielt, die am wenigsten problematischen Teile einzusetzen. Eigentlich müsste genau in diesem Moment das Warnsystem reagieren. So würde es wenigstens jeder Techniker einrichten.

Was wir nicht wissen ist, ob wir tatsächlich darüber informiert werden. Finden wir keinen Hinweis, keine Warnung? Unser Warnsystem heißt Schmerz. Sollten wir allerding verlangen, dass jetzt schon die Alarmglocken zu läuten anfangen, wären wir gar nicht belastungsfähig und hätten die ungeheuren Strapazen nicht überstehen können, die uns Fortschritt und Wohlleben beschert haben. Und so finden wir auch hier wieder unsere Gauß'sche Verteilungskurve der individuellen Empfindlichkeit. An den Enden jeweils die kleineren Abschnitte mit den Kategorien »Mimosen« und »Holzklötze«, in der Mitte die übliche Dreiviertelmehrheit der »Normalen«.

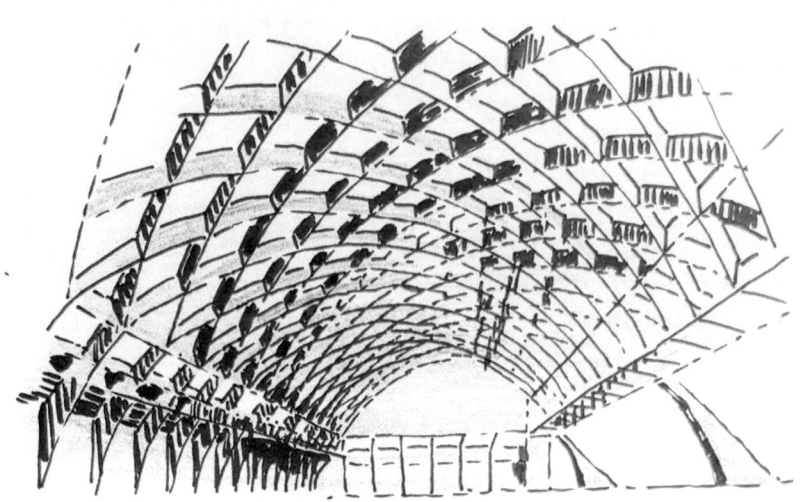

Das Gesundheitssystem verstärkt unser Schmerzbewusstsein

Das Gesundheitssystem wirkt, gewollt oder ungewollt, als Schmerzverstärker. Zuerst einmal sind da die furchterregenden Diagnosen wie Spinalkanalstenose, Gleitwirbel, eingeklemmter Nerv usw. (die in den meisten Fällen gar nicht stimmen). Dann die laufenden Kontrollen, die bedenklichen Minen der im Karussell von Diagnostik und Therapie beteiligten Ärzte, die großen Maschinen mit ihren zweifelhaften Aussagen, die rätselhaften Bilder, die nichts Gutes verheißen, das alles verankert den Schmerz tiefer.

Die Pharmaindustrie tut ihr übriges. Keine TV-Reklame am Abend, in der nicht für ein rezeptfreies, meist äußerlich anzuwendendes Schmerzmittel geworben wird. Möglichst viele Medikamente sollen genommen werden. Von den 200 (!) Packungen an Arzneien, die jeder Einwohner pro Jahr verbraucht, hat er 75% frei im Handel gekauft. Davon war jede dritte Packung ein Schmerzmittel. Diese Statistik bewegt sich tendenziell nach oben. Denn mit zunehmender Menge und Dauer der Einnahme wirken die Stoffe nicht mehr. Das ist sehr gut im Computertomogramm des Gehirns nachzuweisen. Ein Riesenproblem dabei wird kaum diskutiert, ist aber wert, stärker ins Bewusstsein gerückt zu werden. Die »Heilungstrupps« des Körpers sind während der Schmerzmitteleinnahme deutlich gelähmt. Jede Heilung geht langsamer. Anstatt erhoffter Besserung also langsames weiteres Dahinsiechen.

Die Pharmaindustrie verspricht ein Rezept für jede gefühlte Abweichung der Norm. Es kommt aber noch besser. Können Sie sich das vorstellen? Thinktanks werden ins Leben gerufen, um »neue Erkrankungen« zu erfinden. Das ist wirklich ungeheuerlich. Da Krankheiten regional unterschiedlich oft auftreten, ist die Beeinflussung nicht schwer.

Nehmen Sie vergleichbare Länder wie Frankreich und Deutschland, vergleichbares Klima, vergleichbare Sozialstruktur, vergleichbares Gesundheitssystem usw. Es gibt über 100 Diagnosen (Namen von Krankheitsbildern) in jedem dieser Länder, die in dem anderen überhaupt nicht bekannt sind und dementsprechend auch nicht aufgeführt werden.

Wir sollen wohl alle möglichst lange möglichst viele Medikamente anwenden und wenn alles nichts hilft, dann folgt das Finale, die Operation. Das Resultat und die Konsequenz. Unsere gesamte Gesellschaft wird zunehmend abhängiger und schmerzempfindlicher.

Der Nocebo – Effekt

Den kennen Sie noch nicht? Nocebo ist eine wohldosierte, negative Nachwirkung. Nocebo wirkt folglich genau umgekehrt wie ein Placebo, das ja, obwohl es aus einer neutralen Substanz besteht, wie ein wirksames Medikament unseren Körper und unsere Psyche verändern kann. Beim Nocebo passiert nun genau das Gegenteil.

Eigentlich sollte jeder Arzt möglichst darauf bedacht sein, beruhigend auf seine Patienten zu wirken, ihnen Vertrauen einzuflößen, ihnen Mut zuzusprechen und sie aufzumuntern. Doch was geschieht wirklich bei einem wiederholten Besuch eines Patienten mit andauernden Schmerzen? Auch bei erneuter Konsultation ist wieder keine Änderung in Sicht, keine Besserung, kein Fortschritt. Jede Begegnung beim Doktor mit dessen bedenklich aufmunterndem Blick, seinem wohlwollenden »wir können noch abwarten,« seiner zerfurchten Mine mit dem Kommentar »es ist wirklich noch nicht so schlimm,« ist bei Leibe nicht tröstend und erbaulich. Ganz im Gegenteil, es wirkt als Nocebo, als richtig gehender Schmerzverstärker. Jedes Mal ein kleiner Nackenschlag. Darüber sollten sich Ärzte im Klaren sein. Je länger Sie als Patient ab-

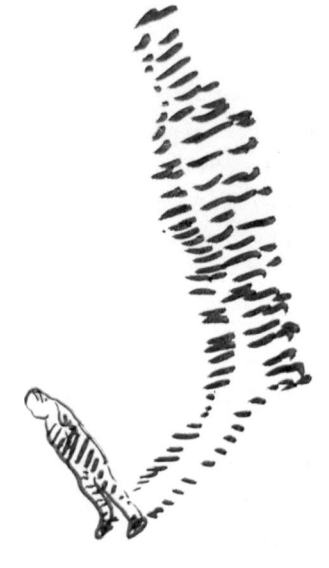

warten (müssen), je mehr Untersuchungen Sie über sich ergehen lassen, umso mehr werden Sie Schmerzen empfinden. Eine unheilvolle Entwicklung, die Ihre Stimmung bestimmt nicht aufhellen wird.

Eine interessante Studie aus dem Institut für Systemische Neurowissenschaften des Universitätsklinikums Hamburg-Eppendorf belegt, dass auch ohne Arzt, nur mit dem Medikament selbst dieser Nocebo-Effekt funktioniert. Es wurden zwei Gruppen gebildet. Jeder der Probanden erhielt zwei völlig identische Zuckerpillen ohne Wirkstoff. Allen wurde gesagt, man wolle mögliche Nebenwirkungen testen. Die Pillen enthielten dieselben Substanzen, hätten aber eine unterschiedliche Stärke. Prompt wurden die Pillen von den Untersuchungspersonen auch so empfunden. Die stärkeren hatten mehr Nebenwirkungen, die schwächeren kaum welche.

Die nächste Versuchsanordnung war die gleiche. Nur hatte man diesmal der Gruppe gesagt, es handelte sich zwar um dieselbe Substanz mit der gleichen Menge an Wirkstoff, nur das eine Präparat sei wesentlich teurer als das andere. Was meinen Sie, wie der Versuch ausgegangen ist? Sie haben richtig vermutet, hier hatte das teure Medikament mehr Wirkungen als das billige. Alles Empfindungen, die nicht durch die Chemie der nur zuckerhaltigen Pillen ausgelöst werden konnten. Wir verfolgen also einen Prozess, der durch eigene Vorstellungen hervorgerufen wird. Diese Erwartungshaltung lässt sich gut objektivieren und live im Gehirn darstellen. Man kann sie verfolgen mit der hier auch angewandten funktionellen Magnet-Resonanz-Tomographie (f-MRT). Dazu kommentiert Dr. Alexandra Tinnermann:
Zitat:

»Bei Erwartungseffekten ist das modulierende Schmerzsystem von großer Bedeutung. Erwartungen, die im Frontalhirn entstehen, können über das modulierende Schmerzsystem die Verarbeitung von schmerzhaften Reizen in tieferen Regionen des Nervensystems wie dem Hirnstamm oder dem Rückenmark beeinflussen. «

Dass eine imponierende, Millionen teure, futuristisch anmutende MRT-Röhre bei dem einsam Hineingeschoben kein hemmungsloses Freudenfeuer auslöst, wird wirklich niemanden wundern. Kann es sein, dass dadurch wieder ein kleiner Stein auf die Seite der Waage gelegt wird, die Schmerzen intensiviert?

> *Wie wir den Schmerz fühlen, hängt von unserer Erwartung ab.*
> *Denken wir positiv, lindert das den Schmerz.*
> *Angst, Furcht, Stress, traumatische Erlebnisse,*
> *selbst Unsicherheiten verstärken den Schmerz.*

Die selbsterfüllende Prophezeiung

Der Nocebo Effekt unterstützt also unsere negativen Erwartungen. Am schlimmsten ist es natürlich, wenn wir geradezu darauf warten, dass gleich etwas wehtut. Wir kennen das alle, wenn der Zahnarzt mit dem Bohrer in Richtung unserer Zähne zielt. Negative Gedanken verursachen bei uns eine Stresssituation. Das äußert sich dann sofort in Verspannung. Zuerst im Nacken und der Rückenmuskulatur (wo wir es sofort merken) und natürlich in der vorderen Bauchmuskulatur, wo wir normalerweise nicht die Empfindung haben, dass sich hier etwas schmerzlich zusammenzieht und damit auch gleichzeitig den Brustraum verengt. Die Folge ist, Opioide und Dopamine werden vermehrt runtergefahren, die Neurotransmitter werden weniger ausgeschüttet und damit das Schmerzempfinden angekurbelt. In der »Kernspin-Röhre« kann man diese Aktivitäten ganz gut beobachten. In solchen Fällen kann es sein, dass selbst hoch wirksame Schmerzmittel nicht mehr die geringste Wirkung zeigen. Nichts hilft mehr. Jeder Gedanke an die Schmerzen verstärkt gerade diese. »Nichts hilf!« – »Das habe ich immer schon gewusst!«

Hier beginnt der Kreisel einer selbsterfüllenden Prophezeiung. Je negativer unsere Einstellung ist, umso stärker werden wir die Schmerzen empfinden. Der ganze Körper reagiert. Die Abwehrmaßnahmen werden schwächer, die Zahl der weißen Blutkörperchen, die angreifende Feinde ausschalten sollen, wird geringer. Wir sind allgemein schlechter drauf und auch anfälliger für alle anderen Gefahren dieses Lebens.

Warum so viele negative Gedanken?

Auf den ersten Blick ist nicht so ganz verständlich, warum wir normalerweise sehr viel mehr negative Gedanken haben als positive. Aber gerade diese merkwürdig zögerliche, vorsichtige Haltung hat uns über Jahrtausende besser geschützt. Zuerst mussten immer die negativen Möglichkeiten abgecheckt werden. Vorsicht ist ein Schutzmechanismus. Wer könnte mich reinlegen? Welche Falle oder welchen Haken gibt es hinter dem sehr einfach erscheinenden und verlockend präsentierten Königsweg? Wir staunen immer wieder darüber, welche raffinierten Ideen sich Pflanzen und Tiere ausgedacht haben, um zu täuschen. Andere Farben und Formen anzunehmen ist dabei das Wenigste, um andere reinzulegen.

Wir können gar nicht vorsichtig genug sein. Jetzt, in unserem scheinbar ungefährlichen Paradies scheint dieses hinderlich. Da die negativen Gedanken von alleine kommen, sollten wir die positiven anlocken, um wenigstens einen kleinen Ausgleich zu schaffen. Es gilt, die alten Kräfte und guten Erfahrungen zu aktivieren und positiv zu denken.

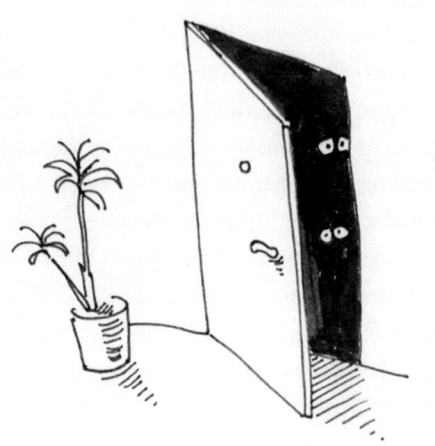

Kapitel 2

Woher kommt der Schmerz?

Was machen wir selbst falsch?

Was ist das Wesentliche? Wo liegt der Anfang?

Ein Zustand, der normalerweise nur für kurze oder beschränkte Zeit vorhanden sein soll, nämlich die Anspannung einer Faszienbahn, bleibt viel zu lange bestehen und entwickelt sich zu einer Dauerspannung. Zudem gibt es kaum eine Ruhephase zum Ausgleich. Schon wieder ist die nächste Anspannung da. Mit der Zeit wird das betroffene Gewebe überlastet. Es ermüdet, die Elastizität geht verloren. Es leiert einfach aus. So wie ein überstrapaziertes Gummiband seine Elastizität verliert.

Wir haben es also mit einem Phänomen zu tun, das überall in der Natur in einem gleichbleibenden Takt regelmäßig vorkommt. Spannung und Entspannung. Der Ausschlag eines Pendels.

Der Wechsel zwischen zwei Polen, zwischen Minus und Plus. Ein Urphänomen, das aus diesen Gegensätzen lebt und ohne das es in diesem Universum gar nichts geben könnte. Ein Gesetz, dem alles unterworfen ist. Sei es hell oder dunkel, die Wellenform oder die Quanten-Gravitation, oder einfach Ein- oder Ausatmen. Jede normale Bewegung hat mit Spannung und Entspannung zu tun.

Und dieser unvermeidbare Wechsel bleibt jetzt auf einer Seite stehen. Wie eine alte Pendeluhr, die mit einem Ausschlag auf einer Seite hängen geblieben ist. Einfach so. Halten Sie es jetzt für klüger, das Pendel auszuwechseln oder sollte man sich vielmehr um die Bremse kümmern, also um das, was den harmonischen Rhythmus von Hin und Her zum Stillstand gebracht hat? Wir wollen dem Bremsmechanismus ein wenig nachgehen.

Dieser Stillstand ist nämlich trügerisch. Nur nach außen hin bewegt sich nichts mehr. Im Inneren nimmt die Verspannung zu. Am Beispiel des Pendels erkennen wir genau, dass es zwei Kräfte sind, die wir korrigieren müssen, ein Zuviel und ein Zuwenig. Wenn die Nachrichtenübermittlung im Körper richtig funktioniert, dann ist es jetzt an der Zeit, eine Meldung zu verschicken: »Hier ist etwas nicht in Ordnung«. Wie das Signal aussieht und in welcher Deutlichkeit es auftritt, wissen wir nicht genau. Üblicherweise kann es nur eine leise Aufforderung sein, die wahrscheinlich nicht weiter beachtet wird, vielleicht ein Kribbeln oder eine leichte Gefühlslosigkeit. Es kann aber auch sein, dass plötzlich für ein paar Tage ein irritierender, lokaler Schmerz auftritt. Wahrscheinlich wird diese Erscheinung je nach Temperament mit oder ohne Therapie wieder vergehen und danach vorläufig in Vergessenheit geraten.

Wir sehen hier schon das große Problem. Da der Körper nur schwer entscheiden kann, was gesund oder krank ist, ob eine Homöostase, ein absolutes Gleichgewicht oder ein partielles Chaos vorliegt, wird die Beurteilung im Gehirn recht unterschiedlich sein und sich nach der Gesamtsituation im Körper richten. Es passiert jede Sekunde eine ganze Menge in unserem Körper, von dem wir nichts merken und was uns auch nicht bewusst werden kann.

Den ganzen Tag über werden laufend irgendwo irgendwelche Krebszellen vernichtet, es werden gefährliche Thrombosen aufgelöst und an mehreren Stellen gleichzeitig werden kleine lokale Entzündungen ausgeheilt. Das ist in jeder Sekunde so, Tag und Nacht. Wie in einem Staat wird die Definition von Krankheit und Gesundheit erst in einem späteren Stadium entschieden. Selbst im perfektesten Gemeinwesen kommt es zu Einbrüchen, Bränden und peinlichen Unfällen auf allen Ebenen, ohne dass dadurch die allgemeine Funktion gestört wird. So ist es im Körper auch. Die Selbstheilungskräfte sind groß und das System ist insgesamt in sich robust. Deswegen hat es die große, über Tag und Nacht wachende »Ratsversammlung« im Gehirn auch so schwer, eine Entscheidung zu treffen. Soll man ein Warnsignal aussenden oder nicht?

Zudem kommt bei der Beurteilung jedes Schmerzes noch etwas anderes hinzu. Das Gefahrenmeldesystem kann eine völlig unterschiedlich breite Bandbreite haben. Empfindliche Menschen werden sich sehr rasch mit unangenehmen Sensationen melden. Anderseits finden wir Menschen, die sich schon fast nicht mehr bewegen können, aber trotzdem noch keine Schmerzen angeben. Manche von ihnen sind so deformiert, dass man unwillkürlich bei ihrem Anblick Mitleid oder Abscheu empfindet (wie beim Glöckner von Notre-Dame).

Im Folgenden wollen wir davon ausgehen, dass die hauptsächliche Ursache des Schmerzes von einer nach beiden Seiten bestehenden Verspannung eines vorher beweglichen Teils herrührt.

Was bedeutet fasziale Spannung?

Nehmen wir an, es gäbe nur diese eine Diagnose, die eigentlich eine Beschreibung ist: Fasziale Verspannung. Dabei tauchen ein paar Begriffe und Fragen auf und müssen beantwortet werden:

Frage: Was ist eigentlich Verspannung?

Antwort: Eine nach beiden Seiten wirkende Einschnürung eines Gelenkes. Also sind immer <u>zwei</u> unterschiedliche Vektoren der Verspannungen beteiligt.

Frage: Wie kommt es zu dieser Verspannung?

Antwort: Meistens durch eine zivilisatorische Zwangshaltung. Durch einseitige Bewegungen und monotones Sitzen.

Frage: Warum können wir diese Verspannung nicht gleich als solche erkennen und sie entsprechend sofort ausschalten?

Antwort: Weil es unterschiedliche Theorien gibt zu diesem Problem. In unserem Gesundheitssystem werden die Knochen, Gelenke und Nerven dafür verantwortlich gemacht. Manual Therapeuten sehen die Ursache eher im Bewegungsapparat, den Muskeln, Sehnen und Faszien. Bisher ist offiziell nicht in Erwägung gezogen worden, dass dies kein lokales, sondern ein generelles, ganzkörperliches Problem darstellt.

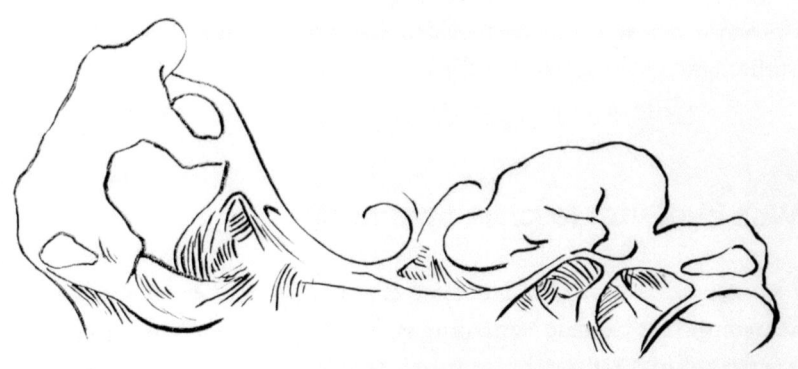

Wieso gibt es da eine so unterschiedliche Meinung? Da eigentlich alle Ärzte und Therapeuten aus derselben Schule kommen und miteinander zusammenarbeiten sollten, müsste doch eine Einigung ziemlich einfach sein? Diese Zweiteilung erleben Sie als Beteiligter am eigenen Leibe, denn am Anfang Ihrer Beschwerden wird man sich bemühen, durch Massagen und Lockerung des Gewebes das Problem zu beheben, um dann doch Jahrzehnte später zwangsweise den operativen Weg zu beschreiten. Die Pharmaindustrie hat nichts gegen diese Aufteilung, profitieren doch immer beide Seiten. Einen generellen Ansatz gibt es bislang nicht.

Alle Diagnosen, die Ihnen gestellt werden, alle Schmerzen, die Sie irgendwo im Rücken verspüren, alle rühren von demselben Phänomen her: Von einer Dysbalance zwischen Muskeln, die gegensinnige Aufgaben haben, aber dennoch eine Einheit bilden und zusammengehören. Für eine gleitende Bewegung muss jeder kleine Muskelteil einen passenden Gegenpart haben. Anders kann die Natur nicht reagieren.

Eigentlich sollten wir gar nicht mehr von einem Muskel sprechen, das ist viel zu grob gedacht, sondern uns nur einzelne kleine Muskelfasern vorstellen, die blitzschnell dauernd ihre Partner wechseln. Geschmeidige Bewegungen verlangen eine ausgesprochene Vielfalt und dauernd wechselnde Möglichkeiten, um unterschiedliche Winkel und Hebel einzustellen. Das ist der normale Zustand und die Situation, wie wir sie eigentlich immer erwarten können. Und es wird auch klar, dass eine zu grobe mechanische Vorstellung von Hebeln und Lastarmen völlig daneben liegt. Ein ausgeklügeltes System, mit einer sehr differenzierten Art und Weise die unterschiedlichen Myofibrillen anzusprechen und zur Arbeit aufzufordern, verlangt ein perfektes Informationsnetz.

Kleine Fehler lassen sich nicht vermeiden, aber der Masterplan hat immer möglichst perfekt zu sein. Das Ergebnis ist ein weitgehend harmonisches und fehlerfreies Bewegungs-Management, das möglichst wenig Energie verbraucht und nur kleine Fehler zulässt. Diese Harmonie, ein Leben ohne Verspannung und grenzenlos vorhandener Energie, hatten wir alle schon einmal. Können Sie sich noch erinnern? Es war damals als wir klein waren. Wer hat uns aus diesem Paradies hinausgeworfen? Wie sind wir in unsere heutige Dysbalance hineingeschlittert?

Unsere Haltung stört die Harmonie

Wir haben das Problem einer jeden Säule: »Wie bleibe ich aufrecht stehen?« (das versucht der Schiefe Turm von Pisa gerade zu lösen). Oder vorher noch: »Wie finde ich überhaupt jeweils die richtige Haltung?« Im Wasser gab es dieses Problem nicht und an Land waren Gewichtsverteilung und Gleichgewicht bisher mindestens auf vier Beine verteilt; wenn wir den Schwanz als Stütze dazu nehmen, wie es bei den frühen an Land gegangen Wesen war, sind es gar fünf Ankerpunkte. Die Dinosaurier konnten offensichtlich ganz gut damit umgehen.

Bei Säugetieren sind die kräftiger ausgebildeten hinteren Extremitäten im Prinzip für Sprung und Vorwärtsbewegung gedacht, für Kraft und Geschwindigkeit. Diese Bedingung mussten die vorderen Extremitäten in Bewegung auch erfüllen, zugegeben nicht so ausgeprägt. In der Ruhephase waren dann noch andere Fähigkeiten von »Armen und Händen« notwendig. Dabei ging es um Stabilisieren des Rumpfes, um Futtersuche und Festhalten der Beute.

Von vier auf zwei Beine

Also nicht nur Schnelligkeit und Kraft waren gefragt. Eine der wichtigsten Fähigkeiten bestand darin, Beute aufzustöbern. Dafür braucht man eine »gute Nase«. Sie realisieren schon die doppelte Bedeutung dieses Wortes in unserer Sprache! Vordergründig ging es darum zu »riechen«, wo die Beute versteckt war. Da Riechen mit grob stofflichen Molekülen zu tun hat, musste man diese Moleküle »aufspüren« können. Diese kleinen duftigen, leichten Moleküle halten sich eine ganze Zeit lang in der Luft, aber schließlich müssen sie sich doch auf dem Untergrund absetzen. Also da muss die Nase hin, ganz nah über den Boden.

Haben Sie schon einmal einen Hund eine Fährte suchen sehen, wie er rumschnüffelt, den Kopf von einer Seite auf die andere wiegt und so nah wie möglich die Düfte vom Untergrund aufnimmt. Der Schwanz wippt im Gegentakt zum Kopf. Und wenn Sie die Vorderläufe betrachten, wird Ihnen auffallen, wie sehr der gesamte Oberkörper zwangsweise zwischen den Vorderarmen gesenkt ist. Die Wirbelsäule ist praktisch gerade in diesem Bereich, der Kopf ist nach hinten gezogen und die Nase bildet die vorderste Spitze. Wie schafft es der Schnüffler, mühelos so lange mit dem Kopf unten zu bleiben?

Die Lösung ist ganz einfach, Vierbeiner haben kein Schlüsselbein, weder Pferde noch Hunde noch Katzen. Wenn z.B. Katzen auf der Lauer liegen, zusammengefaltet wie zu einem Knäuel, berühren sich die Schulterblätter praktisch oberhalb des Kopfes.

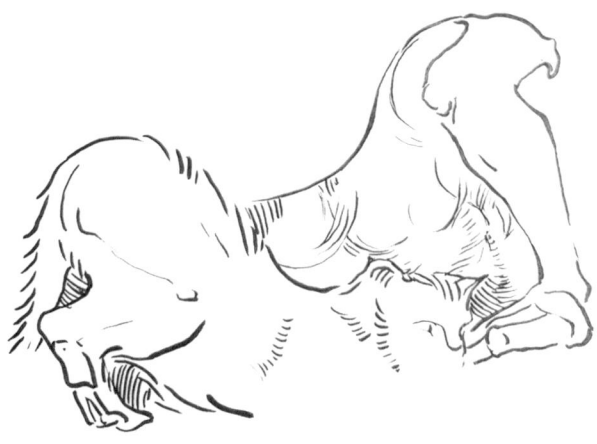

Das bedeutet, das Schlüsselbein ist eine weitere Voraussetzung für einen aufrechten Gang. Um die Wirbelkonstruktion in der Senkrechten zu halten und gleichzeitig genug Platz für Beweglichkeit und Dehnung der Eingeweide zu haben, brauchen wir zwei stabile Bereiche, zwei Gürtel, einen Beckengürtel und einen Schultergürtel. Wir haben als Menschen in der Mitte des Körpers also eine rundum geschlossene Konstruktion, den Beckengürtel und weiter oben einen Schultergürtel, der allerdings in sich nicht ganz geschlossen ist, sondern nach hinten eine Öffnung hat. Aber auf jeden Fall ist die Konstruktion vorne durch die Schlüsselbeine mit dem Brustkorb verbunden, und damit entsteht hier ein durchgehend festes, leicht bewegliches Band. Wir sind wesentlich stabiler in diesem Bereich als Vierbeiner und müssen es auch sein.

Die Vorderläufe haben noch eine andere Funktion, außer Nase und Maul auf die Erde zu bringen. Das in Bewegung Futter Suchen (Füchse) oder Beute möglichst unbeweglich Fixieren (Katzen), sind unterschiedliche Forderungen. Gerade in Gegenden der Welt, deren Oberfläche überwiegend mit Schnee bedeckt war, mussten die Vorderhufe den Schnee wegschaufeln können, um an Gräser zu kommen (alle Tiere mit dickem Fell, Wildpferde, Rentiere, Bisons, Auerochsen). Als zivilisierte Menschen haben wir Messer und Gabel erfunden, damit wir nicht wie Raubtiere unsere Beute mit den

Vorderfängen (man kann also damit auch fangen) festhalten müssen, um dann mit messerscharfen Zähnen das Fleisch von den Knochen zu trennen.

Veränderung der Wirbelsäule

Vorne sich aufrichten zu können, war also im Ansatz schon im Programm der Vierbeiner vorgesehen. Aber dann konnte man sich nicht gleichzeitig richtig von der Stelle bewegen. Man war mehr oder weniger festgenagelt.

Als in der Evolution unsere Wirbelsäule immer gerader wurde, von einer C-Form, wie bei Affen, zu einer J-Form (oder in der Zivilisation immer mehr zu einer Doppel-S-Form) und inzwischen auch der Kopf kerzengerade oben auf den Halswirbeln sein Gleichgewicht gefunden hatte, musste irgendetwas dafür sorgen, dass diese große und viel zu schlanke Säule nicht aus dem Gleichgewicht kommt. Ein Übergewicht zu einer Seite hätte die ganze Konstruktion zu Fall gebracht. Unsere Säule muss sich aber auch bewegen können, und das extrem nach allen Seiten. Ohne eine zusätzliche geniale Veränderung wäre all das nicht möglich gewesen.

Es geht um eine klitzekleine Umgestaltung, die offensichtlich noch niemandem so richtig aufgefallen ist und die doch eine enorme folgenschwere Weiterentwicklung erst möglich machte. Sie ahnen es, es handelt sich um die Faszie. Wenn wir üblicherweise nur in Strukturen denken, wird uns dieser Unterschied überhaupt nicht auffallen. Was ist anders geworden in diesem unscheinbaren, sehnenartigen Gewebe, das den ganzen Körper durchzieht und überall vorhanden ist? Und warum ist das nicht aufgefallen?

Wie ich schon in meinem letzten Buch betont habe, müssen wir lernen, in Funktionen zu denken.

Um die Bedeutung richtig zu verstehen, müssen wir uns vorher anschauen, wie die Lösung bisher bei Wirbeltieren und auch bei unserem nächsten Vorfahren in der Primatenfamilie aussah. Die unterschiedlichen Funktionen der vorderen und hinteren Extremitäten, die eigentlich eine gleiche Knochenstruktur haben wie wir, haben auch Einfluss auf die Faszienstruktur.

Die Hauptbelastungslinien, die eine feste zusammenhängende Struktur bilden, werden zusammengehalten durch straffe Bänder. Bei Vierbeinern bilden und stabilisieren sie die beiden Extremitäten vorne und hinten. Dazwischen spannt sich eine waagerechte, hängebrückenartige Verbindung mit Wirbelsäule und Kopf. Es sind separate, eigenständige Faszienbahnen. Also drei unterschiedliche, zusammenhängende Konstruktionen, die praktisch abrupt jeweils ihre Zug- oder Spannungsrichtung ändern. Und zwar um ungefähr 90°. Die straffen Verbindungen dazwischen fehlen. Das bedeutet ein Abbruch der Kontinuität. Mit diesen Elementen kann man keinen Turm bauen. Die Schwachstellen wären vorprogrammiert und müssten bei Belastung entsprechend an diesen Stellen auseinanderbrechen.

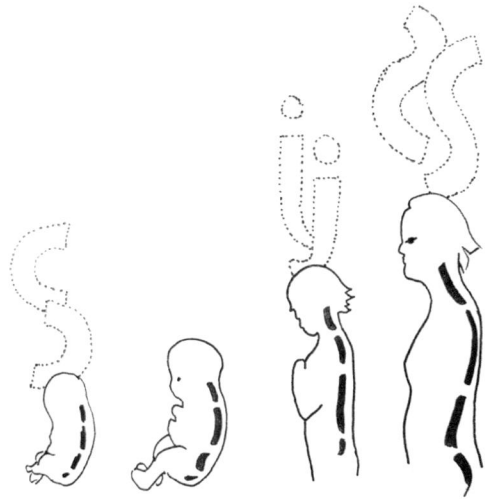

Seit mehreren hundert Jahren versucht eine der besten Reitschulen der Welt, die Spanische Hofreitschule in Wien, ihren Lipizzanern beizubringen, auf zwei Hinterbeinen zu gehen. Trotz raffinierter Zuchtversuche und immerwährenden Trainings schaffen diese eleganten Pferde jeweils nur ein paar Meter auf zwei Beinen.

Neue durchgehende Faszienbahnen

Eine neue Konstruktion musste her. Die Aufgabe war eigentlich recht einfach. Auch die Lösung ist dementsprechend klar und logisch. Hätten Sie vor der Aufgabe gestanden, Sie wären sicher auf dieselbe Antwort gekommen. Am Anfang hätten Sie versucht, die einzelnen Knochen übereinander zu stellen, wären aber bald dahintergekommen, dass das überhaupt nicht geht. Alle Gelenke, die aufeinander stehen sollten, sind rund und passen von der Struktur her nicht zu einander. Außerdem gibt es auch noch diese Bedingung: die Knochen dürfen sich nicht berühren, weil es sonst zu Schädigung und Deformation der Kontaktflächen kommen würde. Die Gelenke wären bald abgenutzt. Die Folge wäre eine komplette Unbeweglichkeit.

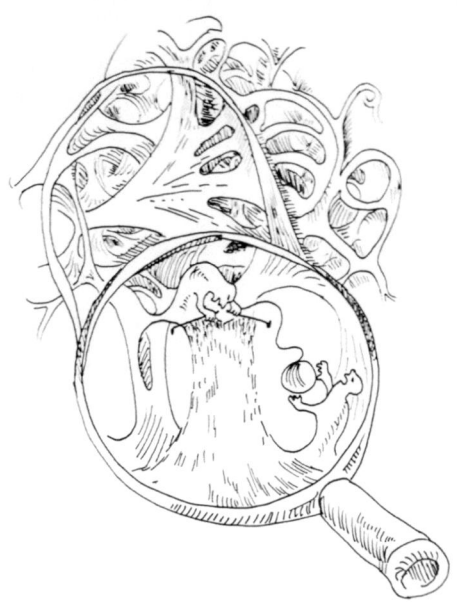

Also würden Sie folgendes machen, was auch in der modernen Sporttherapie üblich ist, wenn man überlastete Regionen von außen stabilisieren möchte. Sie nehmen ein selbstklebendes Tape-Band, fixieren es unten am Fuß und ziehen es in einem Zug bis oben zum Kopf. Wenn Sie an der Hinterseite angefangen haben, kleben Sie jetzt auf gleiche Weise die Vorderseite zu. Dann die Seiten und danach vielleicht auch ein Band, das ein wenig spiralförmig Vorder- und Hinterseite miteinander verbindet und somit eine noch größere Stabilität bei mehr Beweglichkeit in die ganze Struktur bringt. Das ist eigentlich alles. Genauso verlaufen auch die Faszienbahnen. Da es in einem Turm auch Innenflächen gibt, würden Sie wahrscheinlich die innen befindlichen Organe und Knochen ebenfalls mit einer Tape-Struktur verbinden. Hier wird es vielleicht ein wenig unübersichtlich, und es gibt verschiedene Möglichkeiten wie Sie diese inneren Klebebänder miteinander verbinden. Auch das hat die Natur genauso im Laufe der Evolution entwickelt. In Wirklichkeit sind die Faszienbänder in der embryonalen Entwicklung von oben nach unten geklebt worden, aber das beeinflusst ihre Funktion auf keine Weise.

Jetzt stellen Sie sich das Ganze in Bewegung vor. Je nach Haltung und Tätigkeit wird dann eine Spannungsstraße (oder mehrere gleichzeitig) stärker zusammengezogen und angespannt (verkürzt). Gleichzeitig wird die Linie auf der gegenüber liegenden Seite mit der gegenteiligen Aufgabe gedehnt und auch gespannt (allerdings jetzt auseinandergezogen, also verlängert). Dieser wechselnde, elastische Rhythmus ist ganz normal und führt zu anmutigem, federndem, fließendem Gleiten. Und, daran sei hier noch einmal erinnert, sehen wir auch deutlich die Pumpfunktion für das gesamte Gefäßsystem. Man könnte es als zweites Herz bezeichnen. Wie bei einer alten Handpumpe wird bei jedem Schritt der Hebel einmal heruntergedrückt und dadurch das stockende Blut in der Peripherie wieder weiter in Richtung Herz gepumpt. Deswegen sollten Menschen mit Bluthochdruck oder Beinödemen mindestens eine Stunde pro Tag spazieren gehen, nicht joggen oder rennen, sich einfach nur gehend bewegen.

Die damals in der Savanne notwendigen, mannigfachen Tätigkeiten haben die unterschiedlichsten Bewegungen gefordert und dadurch praktisch eine Dysbalance, eine Spannung zwischen hinten und vorne, unmöglich gemacht. Immer waren die Kräfte in der Summe des Tages ausgeglichen. Das hat sich inzwischen gewaltig verändert. Einseitige Bewegung und vor allem die Immobilität haben in Form von verspannter Muskulatur und unelastischen Sehnen harte Spuren bei uns hinterlassen.

Wir bemerken nicht die Veränderung durch die Zivilisation

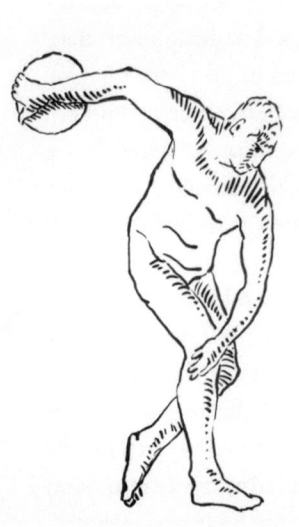

Da die Veränderung sehr langsam vonstatten geht, können wir weder bei uns noch bei anderen den Wandel in unserer Haltung erkennen, bevor unser Gehirn unzufrieden mit uns wird und Schmerzen in eine Region sendet.

Die Füße sind die ersten, die unter unserer Zivilisation leiden. Da die seitlichen Fußbänder nicht mehr genug trainiert werden, werden sie schwach und empfindlich. Seit der Erfindung des Autos gibt es immer weniger »natürliche« Wege. Zum Transport brauchte man früher die Muskelkraft von Mensch und Tier. Das verlangte zwar einen festen Grund aus Stein, aber kleine, wechselnde Oberflächen, um bei jedem Schritt Halt zu finden. Die Römer haben vorgemacht, wie man solche Straßen baut.

Bei fast jedem in unserer Zivilisation senkt sich der Fuß zwischen dem 8. und 11. Lebensjahr an der Innenseite mit dem hochgewölbten Bogen. Dadurch knickt der Fuß nach innen. Der Schienbeinknochen des Unterschenkels muss folgen und so wird automatisch die Innenseite des Kniegelenks stärker belastet. Kein Wunder, wenn hier die meisten Schmerzen und Verletzungen auftreten.

Wenn der Kopf ab dem 14. Lebensjahr eigentlich bei jedem in unserer Kultur langsam nach vorne wandert, fällt das kaum jemandem auf. Mit 16 – 18 Jahren haben viele bereits angefangen, den Vorderteil ihrer Füße zu belasten, sodass sich später unweigerlich weitere Fußdeformitäten ergeben. Der Oberkörper muss nach hinten gezogen werden, was zu einem

Hohlrücken führt (Lordose). Und da wir nicht ewig nur in die Wolken gucken wollen, wird der obere Teil des Rückens weiter gekrümmt, damit der Kopf wieder nach vorne kommt. Gleichzeitig muss der Kopf aber auch wieder nach hinten abgeknickt werden, damit wir wieder geradeaus blicken können. Eine ziemliche Umstellung in nur ein paar Jahren. Das Ganze ist zivilisationsbedingt. Wir werden gezwungen, zu lange zu sitzen.

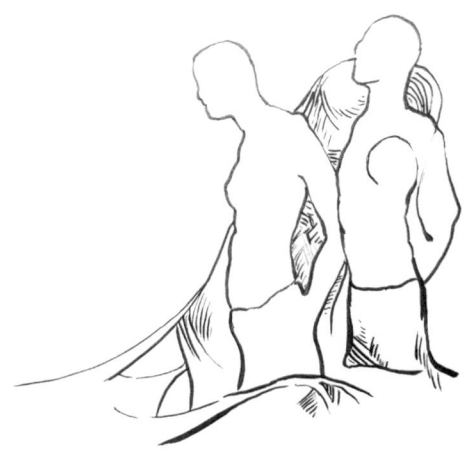

Die ursprünglich geradlinigen Belastungsbahnen bekommen immer mehr Schlenker. Die natürlich lotgerecht nach unten ausgerichteten Kräfte wirken jetzt auch deutlich zu den Seiten. Durch diese Schlangenlinien werden die Faszien übermäßig belastet und auseinandergezogen. Die Folge ist, sie versteifen immer mehr. Die bindegewebigen Anteile der Muskeln werden härter. Sie fühlen sich verspannt an. Doch das registrieren wir erst ziemlich spät. Nicht zuletzt deswegen, weil sich die Faszien im Ruhezustand ohne Belastung in den ersten Lebensjahrzehnten selbst wieder weich machen können. Wenn wir nichts ändern, ist die weitere Entwicklung vorprogrammiert. Immer unbeweglicher, immer häufiger Schmerzen. Wir frieren praktisch ein. Mit zunehmend Alter steuern wir auf den Rollator zu.

Irgendwann merkt jeder an ganz unterschiedlichen Stellen, wie verspannt er ist. Schulter- und Nackenregion melden am ehesten, wenn sie auseinandergezogen sind. Im einträchtigen Versuch der einzelnen Myofibrillen, eine weitere Dehnung nicht zuzulassen, werden Knoten gemacht, wie bei einem zu langen Seil. Außerdem bildet das aus dem Muskelgewebe ausgetretene Wasser stellenweise kleine Teiche, die wir abgegrenzt auch als Knoten wahrnehmen. Man kann sie wegmassieren. Wenn das Wasser flächenhaft einzelne Zellen umspült und das Gewebe damit zusätzlich noch mehr einquetscht, nennen wir das Ödem. Auch hier ist eine sanfte, ausstreichende Hand erwünscht, die den deutlich stärkeren Druck auf jede einzelne Zelle in diesem ödematösen Bereich lindert.

Wie leicht kann man die Welt auf den Kopf stellen?

Es gab eine Zeit, da waren wir praktisch schwerelos. Ich rede nicht von unserer geschützten Unterwasserzeit in der Gebärmutter. Sie können sich an nichts mehr erinnern? Vielleicht doch und ein wenig mit Wehmut?

Schauen Sie einmal Kindern zwischen dem dritten und achten Lebensjahr zu, wenn sie sich unbeobachtet fühlen und einfach spielen. Wird Ihnen da nicht warm uns Herz? Sie können sich also doch wieder erinnern? Unendliche fließende Bewegung, ein Hin und Her, müheloses Hüpfen und Tanzen, Drehen und Springen ohne ein Anzeichen von Müdigkeit. Wenn wir das doch so noch könnten!

Auf einer Rasenfläche am Ufer eines Badesees hat mich ein Mädchen von etwa 6-7 Jahren im letzten Sommer völlig in seinen Bann gezogen. Fast über eine Stunde ohne eine Pause hat es versucht, einen Handstand hinzubekommen oder ein Rad zu schlagen, so genau konnte man das gar nicht unterscheiden. Dabei ist es immer wieder umgekippt, auf Kopf und Schultern geprallt, in sich zusammengesackt, um manchmal auch perfekt über kurze Zeit strahlend auf den Händen zu stehen. Die Überwindung der Schwerkraft! Immer wieder, immer wieder, ohne Pause, unermüdlich. Die langen Haare flogen nach allen Seiten und versperrten ihr auch größtenteils die Sicht. Aber das war ihr kein Hindernis. Ohne Gewicht oder ein erkennbares An-

zeichen von Ermüdung, eine unendliche Bewegung, geordnet und perfekt,
aber nicht geplant. Die automatischen
Programme haben noch gefehlt. Aber
eines hat das Bild ausgestrahlt: Eine
elementare Freude an Bewegung. Und
ich musste mir unwillkürlich die Frage
stellen: Wo kommt diese unendlich
scheinende Energie bloß her?

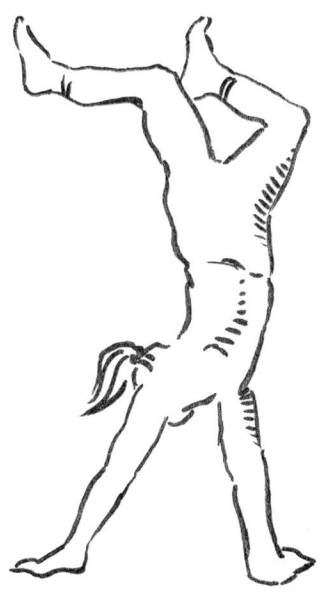

So, oder so ähnlich haben wir alle
einmal ausgesehen, und was ist davon
geblieben? Die Schwerkraft drückt
uns zu Boden, Glieder und Gelenke
werden immer schwerer und von
einem harmonischen, schwerelosen
Gleiten ohne Mühe kann nicht mehr
die Rede sein.

Wo bleibt das Gewicht?

Bei einer Bewegung geht die Kraft innerhalb des Körpers nicht verloren. Ein
Teil schon, aber der weitaus größere Teil wird dazu verwendet, Spannungen
im Körper aufzubauen. Gespeichert wird diese Energie in den Faszien. Wie
in einem Gummiband, das auseinandergezogen wird, bleibt die Kraft erhalten, bis es wieder zusammenschnurrt. Genauso funktioniert die Faszie
auch, nur mit dem kleinen, aber wesentlichen Unterschied, dass die Energie
nicht unendlich lange gespeichert werden kann. Im Gegenteil, sie muss
sogar ziemlich rasch abgefragt, also verwendet werden, sonst verschwindet
die Spannung wieder. Das erinnert an eine Batterie, die sich sehr schnell
entlädt. Aus! Sie kennen das alle von einem Museumsbesuch. Jeder langsame
Schritt, nach jeder Pause vor einem Bild ist ein Kraftakt.

Man kann die Energie aber auch auf einen Faszienstrang der Gegenseite umleiten. Die Energie bleibt im System und man bekommt fast kostenlos eine Bewegung, die zum Ausgangspunkt zurückführt. Die exzessive Bewegung des kleinen Mädchens, die den ganzen Körper mit einbezogen hat (alle großen Myofaszialen Belastungsstraßen mit einzubeziehen ist der große Trick) war also gar nicht so kräfteraubend, wie es von außen den Anschein hatte. Offensichtlich sogar viel, viel weniger. Der Grund liegt in der schnellen Abfolge. Es spart eine Menge Kraft, wenn man den Schwung ausnutzt, bevor er in die Erde versinkt. Die Spannung wird sofort in einer Sehne gespeichert und dann wieder abgegeben. Muskeln sind dabei erstaunlich wenig beteiligt.

Der kluge Vater des Mädchens, der sich das Ganze aus einer gewissen Entfernung amüsiert mit ansah, war entweder so wissend oder so stolz, dass er genau das Richtige tat, nämlich das Kind sich bewegen zu lassen, um die Faszien zu trainieren. Wir sollten uns alle an Vater und Tochter ein Beispiel nehmen, immer mal wieder.

Irgendwann in den Jahren des Erwachsenwerdens verlieren wir die Lust an der Schwerelosigkeit. Wir lernen die Schwere kennen. Eigentlich werden wir dazu gezwungen. Was ist da passiert? Ist das ein langsam schleichender Prozess, dem wir alle als Menschen unterlegen sind? Oder stecken andere Ursachen dahinter, vielleicht etwas, das von der Natur ursprünglich gar nicht vorgesehen war? Hat das etwas mit Zivilisation zu tun?

Wie war es denn früher?

Naturvölker haben weit weniger Rückenprobleme

Diese Frage können wir heute ganz gut beantworten. Wir haben zwar nicht die Möglichkeit, mit einem Steinzeitmenschen zu sprechen, aber da bei der Besiedlung der Erde die Menschen sich in verschiedenen Regionen weiterentwickelten und Kulturen begründeten, haben wir heute Möglichkeiten zum Vergleichen. Auffällig ist bei der Gegenüberstellung folgendes: Bei allen Naturvölkern, die von der Zivilisation noch nicht

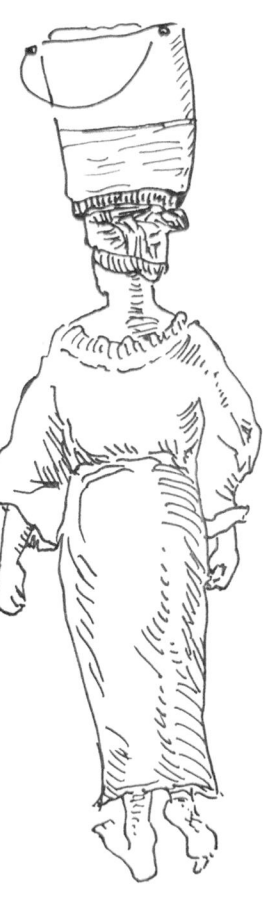

erfasst wurden und die weiterhin in ihrer natürlichen Umwelt leben und sich bewegen konnten, finden wir, wenn überhaupt, erst spät im Alter eingerostete Gelenke und eine eingeschränkte Beweglichkeit. Allerdings überlebten nur die Kräftigsten und auch deren Lebenserwartung lässt sich nicht mit der unsrigen vergleichen. Schmerzen im Bewegungsapparat, die heute bei uns ein Hauptproblem schon im mittleren Lebensalter darstellen, gab es selten. Worin besteht nun der Unterschied zwischen Gegenden, in denen Kreuz- und Rückenschmerzen vorkommen und solchen, in denen diese Leiden ausgesprochen rar sind?

Der Unterschied liegt in dem, was wir täglich machen. Wenn wir unser Leben selbst organisieren müssen und alles herstellen, was wir täglich selbst brauchen (z.B. Behausung, Nahrung, Wärme, Kleidung, Ortsveränderung und vieles mehr), müssen wir uns zwangsläufig vielfältig bewegen. Ein stundenlanges, gleichförmiges Sensenschwingen oder Ackerfurchen graben, das gab es nicht, wie dies auch heute noch im Alltag von Kulturen fehlt, die wir leichtfertig als primitiv bezeichnen. Wir haben uns von dieser Art des Lebens verabschiedet. Die immer weiter differenzierte Arbeitsteilung hat unser Verhalten verändert und damit auch unsere äußere und innere Haltung.

Der heutige Mensch in unserer modernen Zivilisation lässt Maschinen arbeiten, die er im Sitzen bedient,

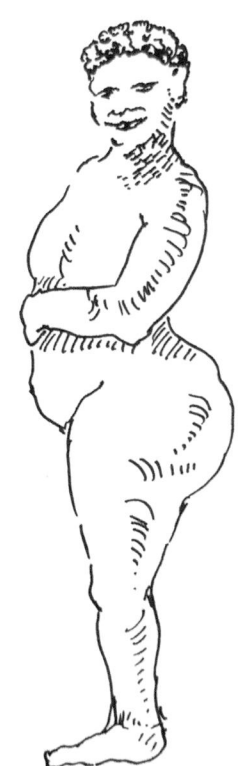

wenn es geht. Ebenso verwaltet und organisiert er auch seine Produkte, seine Gesellschaft, seine Dienstleistungen, seine Träume, kurz sein gesamtes Leben. Die dadurch gewonnene, freie Zeit verbringt er ebenfalls vorwiegend in sitzender Position oder bemüht sich fleißig, die gefühlte, mangelnde Bewegung durch irgendeine Art von Sport nachzuholen. Wann beginnt das Dilemma?

Der Beginn der Deformierung, die Schuhe

Wie selbstverständlich sind Paten stolz darauf, zur Taufe die ersten Schuhe zu schenken, möglichst mit einer festen Sohle, damit ihr Schützling gleich am Anfang mit beiden Beinen selbstbewusst auf dieser Erde marschieren kann. Die Folge ist eine Einengung. Es kommt zu einer Deformation der Füße.

Wir sind immer wieder verwundert, zum Teil auch entsetzt, wenn wir in anderen Kulturen Maßnahmen beobachten, die den Körper in seiner natürlichen Entwicklung einschnüren. Wir haben heute den Eindruck, dass in der Geschichte vor allen Dingen Frauen darunter gelitten haben. Als Schönheitsideal verkauft, interpretieren wir das mit Recht als ein Versuch, die Frauen unbeweglich zu machen (damit sie schön zu Hause bleiben). Als Musterbeispiel seien hier die Verstümmelungen von chinesischen Frauen angeführt, deren Fußknochen gebrochen wurden, um zusammengebunden zu kleinen Spitzenfüßchen umgestaltet zu werden.

Neuerdings keimt bei uns die Erkenntnis, dass wohl auch wir mit unseren Füßen Schindluder getrieben haben. Als Entschuldigung mag lange Zeit gedient haben, wir bräuchten ja zum Schutz vor Unfällen und Verletzungen bei schwerer körperlicher Arbeit sichere, feste Schuhe. Das war und ist auch heute noch richtig. Doch inzwischen hat sich die Situation geändert. Aus Bequemlichkeit laufen wir alle mehr oder minder in einer Art Turnschuh herum, schön leicht, bequem und neben modischem Outfit vor allen Dingen federnd und »gelenkschonend«.

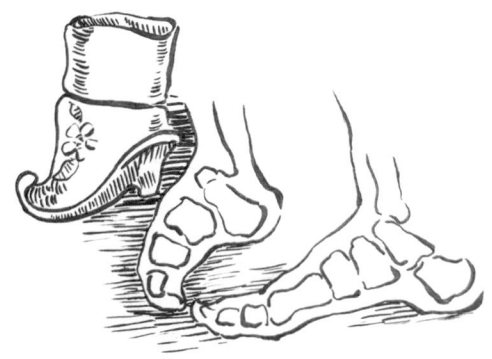

Wenn wir uns die Füße genau betrachten, so haben sie eine erstaunliche Ähnlichkeit mit unseren Händen, nicht nur im Aufbau und ihrer Konstruktion. Hier befinden sich die meisten Rezeptoren mit denen wir unsere Umwelt ertasten und beurteilen können. Alles was uns unmittelbar berührt, können wir damit einordnen und einschätzen. Die Aufgaben sind klar verteilt. Mit den Händen können wir greifen, was wir zum Essen brauchen, feine Arbeiten verrichten und alle Dinge erschaffen, die sich das Gehirn ausdenkt. Unabhängig davon agieren die Füße. In der Savanne beim Durchstreifen oft bedeckt von Pflanzen und Gräsern hatten sie die Aufgabe, das Terrain zu erkunden. Die Zehenspitzen sind sehr sensibel. Sie registrieren jede Unebenheit auf dem Boden und veranlassen die Fußmuskulatur sich automatisch richtig auszurichten, um immer einen festen, sicheren Tritt zu haben. Verletzungen sind auf diese Weise sehr unwahrscheinlich. Außerdem werden von hier aus die Sensoren der Belastungsbahnen aktiviert, die schließlich unsere aufrecht gehende Säule im Gleichgewicht halten und verhindern, dass wir stolpern und uns verletzen.

Die mangelnde Belastung und Auslastung der Füße hat ziemlich bald dazu geführt, dass die Fußgewölbe ihre Spannung verloren haben und der gesamte Mittelfuß durchgedrückt wurde. Im vorigen Jahrhundert hat man dies bald bemerkt und gegengesteuert, indem man Einlagen schon im Kindesalter empfahl. Das hat allerdings die Situation zusätzlich verschlimmert. Die

Füße sind nach innen gesunken und haben den Großzehenbereich unnötig stärker belastet. Das bedeutet eine größere Anspannung auf der Innenseite des Beines, wodurch das Kniegelenk innen stärker unter Spannung gesetzt wurde. Immer noch ist dies der Bereich, an dem die meisten Menschen Schmerzen verspüren und entsprechende Abnutzungserscheinungen zu sehen sind (Meniskus). Bei uns die häufigste Indikation für eine Knieoperation.

Die Fortsetzung der Deformierung, die Schule

Wir können eigentlich ziemlich genau das Datum festlegen, an dem jeder einzelne von uns begann, sich in seinem Leben anders zu verhalten als er es vor Tausenden von Jahren gemacht hätte. Ein im wahrsten Sinne des Wortes einschneidender Prozess hat uns verboten, unseren normalen Bewegungsdrang weiter auszuleben. Es ist der Moment, in dem wir gezwungen wurden, mehr oder weniger unbeweglich auf einer Schulbank zu sitzen. Damit alle diesen Schritt freudig gehen, überlisten wir unsere Kinder mit einer Schultüte.

Von da an knicken wir in der Hüfte ein. Die Folgen sind nicht sofort erkennbar, aber damit fängt das ganze Dilemma an. Durch dieses Falten und der damit verbundenen Unbeweglichkeit verspannt sowohl die Vorderseite als auch die Rückseite unseres Körpers. Beide Seiten frieren ein, aber völlig unterschiedlich. Die vordere Seite zieht sich zusammen und ist damit verkürzt (konzentrische Verspannung) und die hintere Seite ist auseinandergezogen und damit verlängert (exzentrische Verspannung).

Diese Spannungsdifferenz ist gar nicht gut für das gesamte System (Dysbalance bedeutet für diesen Bereich eigentlich keine Differenz, sondern eine Potenzierung). Sie fixiert den Körper praktisch, wie wenn zwei Betonwände eingebaut würden. Dadurch ergibt sich eine gewisse Pattsituation, die zur Unbeweglichkeit führt. Und das betrifft nicht nur den Bewegungsapparat mit Muskeln und Gelenken, bei denen uns das täglich bewusst wird.

Wir merken das auch, wenn die aktiven Muskeln die unterschiedlichen Regionen des Körpers durch ihre Kontraktionen nicht mehr richtig massieren und durchkneten können und diese Teile dann selbst ein Hilfsprogramm für die lokale Versorgung finden müssen. Eine besonders wichtige Rolle spielt hier die Unterschenkelmuskulatur. Als praktisch zweites Herz bezeichnet sollte sie die wichtige Pumpfunktion nach oben übernehmen, um damit einem Bluthochdruck vorzubeugen und Krampfadern zu verhindern. Die Umgebung leidet also mit.

> *Leben und Austausch ist Bewegung.*
> *Stagnation bedeutet Absterben und Tod.*

Wir sollten uns kurz in Erinnerung rufen, dass jede einzelne Zelle im Körper von einer Flüssigkeit umgeben sein muss. Sonst könnte sie nicht ihre Funktion beibehalten. Sie muss alles, was sie braucht, aufnehmen können und alles abgeben, was überflüssig ist und stört. Dieser Raum zwischen den Zellen, wir können es auch als Urmeer bezeichnen, nennen wir heute Extrazelluläre Matrix. Manche deuten diese pulsierende Flüssigkeit als Lymphe. Diese dreidimensionalen Kanäle um die Zellen müssen möglichst frei sein. Wenn sie verkleben, gibt es Probleme.

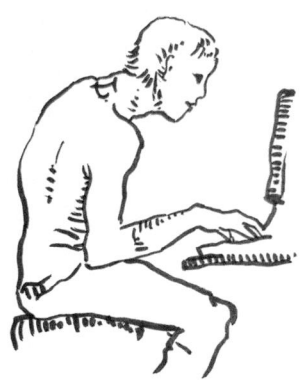

> *Werden die Muskeln nicht mehr bewegt,*
> *kommt es zu Stauungen und Engpässen.*

Ohne Bewegung muss der Körper auf die Pumparbeit der Muskeln verzichten und einen Weg finden, wie er das jetzt viel steifere Gewebe besonders an der Peripherie versorgen kann. Das geht auf Kosten der großen Arterien und Venen, aber besonders auch auf die der kleinen Endgefäße.

> *Das Lymphsystem ist quasi blockiert.*
> *Die Versorgung des Gewebes ist mangelhaft, und*
> *eine langsame Verschlackung und Degeneration*
> *können einsetzen.*

Ein anderes Beispiel, das auf den ersten Blick nur wenig mit der Haltung zu tun zu haben scheint, ist das Verdauungssystem. Im Bauch finden wir hauptsächlich Organe, die an Faszien isoliert aufgehängt sind und von ihrer Bestimmung her eine große Freiheit brauchen. Da der gesamte Bauchraum eingeengt ist (auf die Rolle der vorderen Bauchmuskulatur und des Inneren Lendenmuskels werden wir später noch eingehen), werden sämtliche Funktionen wesentlich erschwert und die enorm wichtigen Prozesse der Drüsen und Därme sind eingeschränkt oder behindert. Speziell das geregelte Aufnehmen aus der Nahrung (was man braucht), das Blockieren (was unsicher und gefährlich ist) und das Abgeben (was entsorgt werden muss) ist erschwert und gerät durcheinander. Die Folge ist ein in jeder Hinsicht anfälliges und empfindliches System.

Vor allen Dingen Frauen geben sich viel Mühe, die richtige Nahrung für sich und ihre Familie zu finden, achten auf Ausgewogenheit, Frische und biologischen Anbau.

> *Bei vielen Frauen gleicht der Bauchraum einer vollgepackten*
> *Sardinenbüchse, in der sich nichts mehr frei bewegen kann.*

Hier lohnt es wirklich, sich darüber Gedanken zu machen und eine Lösung zu finden. Es geht um Funktionen, d.h. um Aufgaben, die bewältigt werden müssen.

Langsam schleichende Veränderung (Dysbalance)

Es dauert eigentlich gar nicht so lange bis man die Folge der eingefalteten Haltung von außen klar erkennen kann. Schon mit 12-14 Jahren beginnt sich allmählich der Kopf nach vorne zu schieben, und der obere Rücken und die Schulterpartie fangen an, sich abzurunden. Im Zeitraffer würde man ganz gut erkennen, dass die kleinen Muskeln an der vorderen Halspartie, die uns unscheinbar dünken und deren Namen wir auch gar nicht kennen, dass diese Muskeln langsam den Kopf nach vorne ziehen und dadurch die vorher fast senkrecht stehende Halswirbelsäule peu à peu nach vorne gedrückt wird.

Wir sehen dann auch, wie die hintere Muskulatur langsam immer länger wird. Mit der Zeit geraten zudem die Gesichtsmuskeln und vor allem die starken Kaumuskeln mehr und mehr unter Verspannung. Dauernd verspannte Kiefer und nächtliches Zähneknirschen sind gut erkennbare Zeichen. Gleichzeitig wird der obere Rücken runder. Da wir beim Sitzen automatisch unsere Arme auf den Arbeitstisch aufstützen, kann die Rückenmuskulatur ihre Arbeit einstellen, ein Zug nach hinten ist ja nicht mehr nötig. Die Arme übernehmen jetzt die Aufgabe der Rückenmuskulatur. Die natürliche, nach hinten gerichtete automatische Anspannung fällt weg. Die eigentlich perfekt für eine Dauerspannung ausgerichteten Muskeln werden nicht mehr trainiert und erschlaffen. Dabei werden sie immer länger. Der Rücken kann im oberen Teil nicht mehr gerade gehalten werden.

Das bedeutet aber auch, dass die einzelnen kleinen Rückenmuskeln mit jeweils unterschiedlich langen Myofibrillen systematisch auseinandergezogen werden und irgendwann nicht mehr in der Lage sind, ihre ursprüngliche Position und Länge beizubehalten. Hier wird nicht etwa der Impuls gesetzt, weiteres Muskelgewebe zu bilden, sondern die bestehenden Stränge werden länger gemacht, indem sie auseinander-gezogen werden. Damit werden die kontraktilen Elemente im Muskel geschädigt. Sie können keine richtige Arbeit mehr leisten. Man kann das durchaus mit einem Gummiband vergleichen, das über längere Zeit in überdehnter Stellung gehalten wird. Es leiert aus. Beim Muskel führt das zur Kraftlosigkeit. Etwa so ähnlich wie wenn Sie den Arm mit einer Hantel lang ausgestreckt halten und dann versuchen, diese nach oben zu ziehen. Wenn Sie Ihren Ellenbogen nicht einknicken, wird Ihr Bizeps bei gestrecktem Arm kaum eine nennenswerte Kraft aufbringen können. Dass das zu einer eklatanten Schwäche der ganzen Region führt, dürfte klar sein. Hier haben wir den Beginn der Rückenmisere, und damit ist eigentlich schon das Schicksal der gesamten Rückenmuskulatur besiegelt. Sollte die Haltung beibehalten werden und wir unseren Arbeitsplatz nicht verändern, wird der Prozess weitergehen.

Was macht derweil die vordere Bauchmuskulatur? Sie wird ebenfalls nicht beansprucht, ist lange Zeit völlig inaktiv und erleidet in einem sehr langsamen Tempo das Schicksal jeder Muskulatur, die in einem Gipsverband unbeweglich gehalten wird. Das bedeutet, sie zieht sich immer mehr in sich zusammen, wird kürzer und unelastischer. Trotzdem hat sie keine Kraft. Dabei verliert sie ihre Funktion und fängt an, sowohl den Brustkorb als auch die Bauchregion zu verhärten und einzumauern.

Der Kampf um die Wirbelsäule

Die meisten Rückenmuskeln setzen direkt an den hinteren und seitlichen Fortsätzen der Wirbelkörper an. Auch die vordere Muskulatur hat einen direkten Einfluss auf die Wirbelsäule, denn die einzelnen Teilmuskeln des Psoas beginnen an der Vorderseite der seitlichen Wirbelfortsätze von der 12. Wirbelsäule abwärts. Sie ziehen durch den Bauchraum und das Becken, um schließlich an der Rückseite des Oberschenkelknochens zu münden. Ein weiterer, nicht unmittelbar klar erkennbarer Einfluss kommt von den Bauchmuskeln, die vorne und seitlich an den Rippen ansetzen und über diesen Hebel indirekt die Wirbel beeinflussen. So wird deutlich, wie der Spannungsdruck verschiedener Muskelgruppen die Wirbelkörper kollektiv beeinflussen kann. Daraus formt sich dann eine mehr oder minder ausgeprägte S-Form der Wirbelsäule (von vorne nach hinten) und manchmal zusätzlich eine Skoliose (S-Form zu beiden Seiten).

Die Knochen alleine können sich unmöglich in eine andere Position bringen. Wenn wir eine schiefe Wirbelsäule beurteilen, dann ist die Ursache in der Muskulatur zu sehen. Die Verantwortung hierfür tragen meistens die massiven Rückenmuskeln. Da hier einfache mechanische Verschiebungen vorliegen, kann man an der Form der Wirbelsäule schon von außen die Muskeln erkennen, die auf dem Rücken verschoben sind. Entsprechend einfach lässt sich dieser Zustand auch korrigieren. Die einzelnen Muskelstränge müssen auf beiden Seiten der Wirbelsäule wieder in ihre richtige funktionelle Position gebracht werden.

So merkwürdig das klingt, aber man kann mit sanftem Druck auf die Muskulatur in der richtigen Richtung diese Muskeln leicht dauerhaft verschieben. Es ist deswegen leicht und einfach, weil die Faszienbeutel in denen die Muskeln deponiert sind, ihre alte Position behalten haben und nur die Muskeln durch die Fehlhaltung verschoben sind, praktisch wie ein Steak in einer Plastiktüte. Durch dieses Verschieben kommen Rippen und Wirbelkörper wieder zurück in ihre normale Lage. Die Spannung verschwindet aus der Muskulatur und auch die Wirbelkörper stehen wieder in einer Linie. Allerdings macht das auf die Dauer nur einen Sinn, wenn der Patient gleichzeitig seine Haltung verändert.Leider ist nicht jeder Therapeut in der Lage, diese einfache Prozedur anzuwenden. Die mannigfachen Effekte auf Brustraum und Bauchorgane sind jedoch nicht zu unterschätzen. Möglich, wenn die Abweichung sehr stark ausfällt, dass zusätzlich noch die Schwerkraft eine kleine Rolle spielen kann.

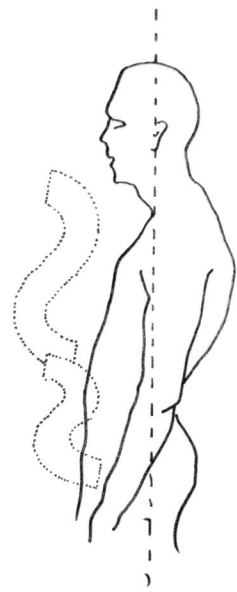

Diese lässige Haltung im Schulterbereich und der oberen Wirbelsäule ist dem Körper beileibe nicht egal. Im Sitzen ist das Gleichgewicht noch einigermaßen erhalten. Aber wenn wir aufstehen, werden wir plötzlich merken, wie wir nach vorne gezogen werden. Am Anfang ist es lediglich der erhöhte Druck auf dem Vorderfuß, den wir kaum registrieren, denn mit durchgestreckten Knien können die noch starken Wadenmuskeln die ganze Säule bequem wieder ins Lot nach hinten ziehen.

Jetzt kommen auch die Muskeln des unteren Rückens zum Einsatz. Da die Rückenmuskulatur noch kräftig ist, scheint es viel einfacher zu sein, den Oberkörper insgesamt ein wenig nach hinten zu biegen. Diese Bewegung kann am leichtesten im Lendenbereich erfolgen. Wir biegen uns einfach stärker nach hinten und entwickeln dadurch langsam ein Hohlkreuz (Lordose).

Ab jetzt beginnt ein fein ausgeklügeltes System, diese lange, bei Bewegung schwankende Säule irgendwie im Lot zu halten. Ziel ist, die Gewichtsverteilung einigermaßen ausgeglichen zu gestalten. Und das ist gar nicht so einfach. Zu der schon erwähnten Schwierigkeit, das Gleichgewicht nach vorne und hinten zu halten, werden die Seiten auch unterschiedlich belastet. Allein dadurch, dass wir Hände und Arme nicht gleich einsetzen und die meisten von uns die Angewohnheit haben, die rechte Seite mehr zu gebrauchen. Durch eine ungleiche Verteilung im Stehen, wenn wir uns bewegen und vor allen Dingen natürlich, wenn wir arbeiten, geraten die Gelenke ebenfalls in Gefahr, einseitig belastet zu werden. Der Körper muss reagieren. Ein Ausgleich kann nur erreicht werden, wenn die Muskelkräfte so eingesetzt werden, dass ein möglichst großes Gleichgewicht erhalten bleibt. Das kann aber nicht immer befriedigend gelingen.

Die ungleiche Gewichtsverteilung von oben zwingt die Muskelsysteme der Beine ebenfalls in eine Verspannung, die gar nicht so einfach zu erkennen ist und die auch nicht so leicht wieder aufgehoben werden kann. Sie ist ja durch die Situation im Oberkörper bedingt. Also wird eine alleinige Korrektur im Beinbereich wahrscheinlich gar nichts bringen. Für den Ungeübten ist es außerdem ziemlich schwierig zu erkennen, welcher Muskel denn nun gestreckt verspannt und welcher zusammengezogen verspannt ist. Beim Betasten kann man den Unterschied im Muskel und der umgebenden

Faszie praktisch nicht wahrnehmen. Nur wer die Myofaszialen
Bahnen kennt und ihre Funktion
versteht, wird die richtige Entscheidung für Behandlung und
Übungen treffen können.

Soweit zur Ursachenforschung.
Die Frage aber darf gestellt werden, ob es denn überhaupt so
weit kommen musste. Gibt es
keine Alternative dazu? Bedeutet
Zivilisation, automatisch einen

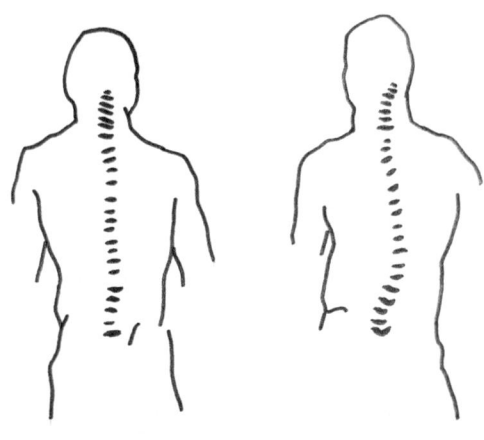

Weg zu beschreiten, der nur mit vielen Nachteilen erkauft werden kann? Ich
denke, es sind eher Ignoranz und Unkenntnis, die dazu führen. Uns ist nicht
bewusst, wie früh schon im Leben die Weichen für später gestellt werden.
Im zarten jugendlichen Alter haben wir weder daran gedacht noch etwas
bemerkt. Wir hatten bis jetzt noch keine körperliche Empfindung für eine
Fehlstellung. Doch die ist für jeden schon früh zu sehen. Es gibt nur wenige
Jugendliche, die ab dem 15. Lebensjahr nicht den nach vorne hängendem
Kopf mit sich herumtragen. Nur, was das bedeutet, ist uns allen nicht klar.
Möglichst früh Gegenmaßnahmen ergreifen und nach jeder Verspannung
einfach wieder die Muskulatur entspannen, – das sollte vor allen Dingen im
Sport unbedingt beachtet werden.

Mehr Bewegung heißt nicht unbedingt mehr Sport

Das generelle Problem, sich möglicherweise zu wenig zu bewegen, beschäftigt viele. Im Bewusstsein der breiten Bevölkerung hat sich die Vorstellung
eingenistet, ein vorwiegend im Sitzen verbrachtes Leben mit wenig Anfor-
derung an den Körper könne nicht ideal sein. Also wird ein Ausgleich angestrebt. Und das ist an jeder Ecke möglich dank der vielfältigen Angebote

von Fitnesszentren und einer großen Auswahl von ganz unterschiedlichen Sportarten. Mein Einwand ist nun: Die Einsicht kommt ein wenig spät oder anders ausgedrückt, alle diese Aktivitäten sind ideal, aber nur dann, wenn schon eine ausgeglichene Balance im Körper herrscht. Ansonsten bewirken sie genau das Gegenteil. Warum ist das so?

Sport führt unmerklich zu weiteren Verspannungen, wenn man schon mit Verspannungen zu trainieren beginnt. Diese sind nicht immer leicht nachzuweisen, weil die Verspannungsketten häufig ineinandergreifen und nach einem Ausgleich suchen. Trotzdem, die Ansteckungsgefahr oder der Dominoeffekt ist groß, weil wir immer wieder sehen, wie auch andere, neue Abschnitte zwangsweise davon betroffen sind. Dadurch kommt es zu einer stärker werdenden Versteifung des gesamten Körpers. Unsere Unbeweglichkeit nimmt zu. Wir finden das normal und schieben es auf das zunehmende Alter.

Geht es nicht anders? Müssen unsere Kinder in der Schule unbeweglich gehalten werden? Ist die Form der Schule wie wir sie heute erleben, die einzige Möglichkeit, Bildung zu vermitteln?

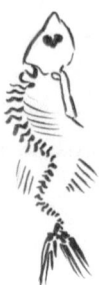

Verhalten Sie sich nicht wie eine Fliege!

Wir lassen uns alle viel zu sehr von dem allgemeinen Mainstream beeinflussen. Jeden Tag machen wir mehr und mehr die Erfahrung, dass auch Fachleuten nicht mehr unbedingt zu vertrauen ist. Aber auch eigene schlechte Erfahrungen werden zu selten hinterfragt. Wir verhalten uns zu oft wie eine

Fliege, die unentwegt stur gegen eine Fensterscheibe fliegt, immer wieder und immer wieder, ohne etwas zu lernen. Die Bodybuilding-Studios sind voll von Leuten die wegen ihrer Schmerzen versuchen, irgendwelche Muskeln zu kräftigen. Mit dem Erfolg: nach einigen Wochen müssen sie aufhören. In der Pause erholt sich der Körper wieder. Sobald die Schmerzen ein wenig nachlassen, wird gleich wieder mit dem Training begonnen bis man gezwungen wird ganz aufzuhören. Das ist leider meine tägliche Erfahrung.

Was soll die elterliche Ermahnung »Setzt dich gerade hin«? Irgendwie setzt unser kritischer Verstand kollektiv aus, oder wie erklären Sie sich das Verhalten von Generationen von Eltern, die ihre Kinder auffordern, die Schultern zurückzuziehen, um eine »bessere Haltung« zu haben. Hat noch nie funktioniert, trotz milliardenfacher Versuche (die Brustmuskulatur muss nämlich entspannt (verlängert) werden und nicht die Schultermuskulatur verkürzt).

Rückenschmerzen und Waschbrettbauch

Sie wollen noch ein Beispiel? Keiner lacht über den aberwitzigen Rat, bei Rückenschmerzen die Rückenmuskulatur zu stärken oder bei denselben Beschwerden sich gar einen Waschbrettbauch durch entsprechendes Training zu wünschen (auch hier muss unter allen Umständen die Bauchseite entspannt werden, verlängert, nicht verkürzt). Millionen machen jeden Tag die gleiche Erfahrung und sind doch nicht in der Lage, anders als eine Fliege oder Motte zu handeln, die immer wieder ins Licht fliegen muss bis sie irgendwo ein Feuer erwischt und verbrennt).

Zwei ungleiche Schwestern

Vor einiger Zeit war ich bei Herrn Wong, einem in Holland lebenden Chinesen, eingeladen. Wir saßen bei ihm zu Hause inmitten seiner Großfamilie. Stimmengewirr, Lachen und viel unterschiedliche Aktivität. In einer Ecke saß oder »hing« ein in sich zusammengesunkenes, circa zwölf Jahre altes Mädchen, den Kopf entspannt schräg auf die Tischplatte gedrückt und zeichnete mit langsamen Strichen ein Bild, Kopfhörer in den Ohren und leichte rhythmische Bewegungen im gesamten Körper.

Der Gastgeber machte mich bekannt: »Das ist meine jüngste Tochter, na ja, sie ist gerade beschäftigt und ah, da drüben, das ist meine älteste Tochter«. Ich stutzte ein wenig und fragte: »Ist das wirklich Ihre Tochter? Sie ist aber nicht hier in Europa geboren, oder?« Er lächelte mich an und sagte: »Ja, das ist meine Tochter. Sie haben Recht, sie ist erst seit einem halben Jahr hier bei uns. Vorher hat sie in China gelebt. Aber wie kommen Sie darauf?« Ich musste auch lachen und sagte: »Sehen Sie sich doch diese unterschiedlichen Haltungen an. Ihre älteste Tochter steht kerzengerade, der Kopf ist kein Millimeter nach vorne verschoben und sie geht auch nicht wie wir Europäer indem sie bei jedem Schritt nach vorne fällt. Sondern sie schreitet anmutig aus ihrer Mitte daher. Dabei werden zuerst der Fuß und das Bein nach vorne aufgesetzt und dann erst der Körper hinterher gezogen. Der Körperschwerpunkt befindet sich immer im Zentrum. Uns kommt das ein wenig steif vor, weil der Körper sehr gerade eher nach hinten ausgerichtet ist. Alle Drehbewegungen kommen aus einem Zentrum. So etwas sieht man bei keinem jungen Menschen, der hier aufgewachsen ist.«

Natürlich hat mich interessiert, wie man diese Haltung beibehalten kann, wenn man auch lesen und schreiben gelernt hat. Also wie machen die Chinesen das? Warum wird deren Rücken nicht rund und warum fällt ihr Kopf nicht nach vorne? Die Antwort der Tochter: »Da, wo ich aufgewachsen bin, gibt es natürlich auch eine Schule und Klassenzimmer, wo wir lesen und schreiben lernen. Aber ein Großteil unserer Zeit verbringen wir bei praktischer Arbeit auf dem Feld, im Wald oder auch bei der Arbeit in einem bäuerlichen Milieu.« Der Lehrstoff wird also praktisch sofort aus der Theorie in eine lebendige Praxis umgesetzt. Arbeiten und Lernen ist eins. Eine bemerkenswerte Methode, vielleicht nicht für jede Gesellschaft erstrebenswert. Können wir etwas daraus lernen? Vielleicht?

Der chinesische Weg ist uns naturgemäß fremd und wird uns in Zukunft auch so manches Kopfzerbrechen machen, weil die persönliche Freiheit und die Entfaltung des Individuums für uns wohl doch auch in Zukunft einen unverzichtbaren Wert darstellen werden.

Was wir aber daraus entnehmen können ist, wir sollten versuchen, mehr fächerverbunden zu lernen, also nicht eine Stunde Rechnen, dann Erdkunde, dann Englisch, sondern in gemeinsamen Projekten komplexe Aufgaben lösen, die den Lehrstoff der einzelnen Fächer praktisch anschaulich macht. Nicht nach vorne ausgerichtetes Stillsitzen ist angesagt, sondern viel Bewegung und mehr Beweglichkeit durch Veränderung der Arbeitsaufgaben mit Wechsel des Raumes und der Haltung. Ein guter Ansatz, um vielleicht bei der nächsten Generation einen geringeren Haltungsschaden zu sehen.

Was läuft falsch im Gesundheitssystem?

Eine Welt unbegrenzter Möglichkeiten und Heilsversprechen

Die westliche, moderne Medizin wird hauptsächlich aus zwei Quellen gespeist. Einmal aus der Lehre der Universitäten, die schließlich die Ärzte ausbilden und zum anderen von Forschungseinrichtungen, die bestimmte Ziele und Interessen verfolgen. Bei beiden spielt die Pharmaindustrie eine ausschlaggebende Rolle, da sie praktisch über unbegrenzte Mittel verfügt, wenn sich deren Einsatz lohnt und sie etwas durchsetzen möchte. Entsprechend wird ein Großteil der heutigen Beschwerden in diesem klassischen Sinne nach ihren Vorgaben behandelt.

Bei den chronischen Schmerzen können Sie heute prinzipiell wählen zwischen zwei Möglichkeiten. Entweder eine chirurgische Therapie, die immer einen Eingriff bedeutet (Operation), oder eine internistische Variante, die grundsätzlich die Ursachen in der Chemie des Körpers sucht. Diese beiden Strömungen sind nicht gleich, sie laufen nicht nebeneinander her, sondern sie sind abhängig von der jeweiligen Interpretation und vom gültigen gesellschaftlichen Kontext.

Zwischen diesen beiden Polen sind all diejenigen zu finden, die aus dem Dilemma eine Art Heilsversprechen gemacht haben. Sie nutzen die Lücke und füllen sie mit neuartigen Ideen aus, die ihnen hauptsächlich selbst Kunden generieren. Aber letzten Endes bringen alle diese Versuche bis jetzt bestenfalls nur eine vorübergehende Linderung. Eine endgültige Heilung gibt es praktisch nie. Immer mehr klassische Mediziner bieten alternative Methoden an, zum Teil um der Abrechnungsschraube zu entgehen, zum Teil auch um der Nachfrage von Patienten gerecht zu werden.

Auch psychotherapeutische Ansätze könnten im Prinzip einen sinnvollen Weg darstellen, geben aber zu viel Raum für die verschiedensten Ansatzpunkte, so dass sich der einzelne selbst nur schwer auf diesem Wege ohne dauernde Hilfe heilen kann.

Es geht fast nie um die Beseitigung der Ursache, sondern um ein Hinauszögern durch Versprechungen, Schmerzen zu vermindern. Das passt gut ins heutige Gesundheitssystem und wird allgemein auch toleriert, denn es gibt ja bis jetzt keinen Königsweg. Die latente Grundidee dahinter: der Patient ist unmündig, er versteht nichts von der Sache, er sucht und braucht Hilfe, und die kann er nur von außen bekommen, von Spezialisten. Das Geschäft mit der Krankheit läuft so gut, dass wirklich niemand daran interessiert ist, es in irgendeiner Weise zu ändern.

> *Die Vorstellung, dass Heilung eigentlich*
> *nur von innen herauskommen kann,*
> *dass jeder dies selbst irgendwie bewerkstelligen muss,*
> *diese Grundidee ist nirgendwo ernsthaft zu finden.*

Informieren und Entscheidungen treffen

Derzeit wird unser medizinisches System zunehmend kritisiert. Die massiven Eingriffe, die uns die chirurgischen Fächer vorschlagen, werden nicht mehr allgemein akzeptiert. Zumal sich immer mehr herausstellt, dass es sich dabei keineswegs um ideale Lösungen handelt, denn Medikamente und operative Eingriffe machen die Situation oft nicht viel besser als sie vor der Behandlung gewesen ist.

Es ist ja eigentlich klar: Die vielen unterschiedlichen Diagnosen, die bei denselben Beschwerden angeboten werden und die scheinbare Beliebigkeit der Behandlungsmethoden müssen den Laien erschrecken. Auf der Suche nach alternativen Lösungen kommt der Ratsuchende auch nicht viel weiter, weil sich die meisten Angebote zur Hilfe als eine praktisch lebenslange Abhängigkeit vom Behandlungssystem darstellen. Wir werden dazu aufgefordert (und wegen der immer wiederkehrenden Schmerzen auch gezwungen), die angebotenen Dienste ein Leben lang in Anspruch zu nehmen. Soll hier gar nichts geheilt oder verbessert werden, um die eigenen Pfründe nicht austrocknen zu lassen oder sind es Unkenntnis und Unvermögen, die zur heutigen Situation führen?

> *Entscheidung über die wichtigsten Dinge im Leben können wir nicht irgendwelchen Fachleuten oder Institutionen überlassen, besonders in der heutigen Zeit.*
> *Die Eliten mit ihrem Sonderwissen haben ausgedient.*

Heute kann sich jeder auch über sehr spezielle Fragen informieren, sofort und jederzeit. Jedem steht das ungeheure Wissen der gesamten Welt zur Verfügung. Wir müssen uns selbst um unsere Probleme kümmern und uns so viele Kenntnisse aneignen, dass wir in der Lage sind, den für uns besten

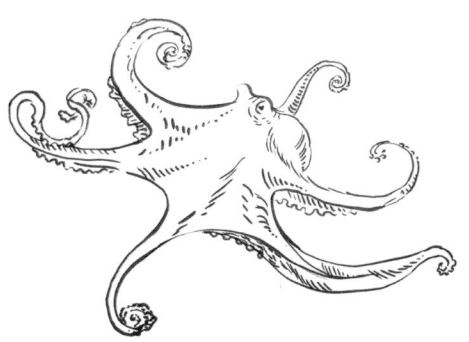

Weg zu finden. Wer erkannt hat, wie sehr die Probleme einer nicht idealen Haltung das ganze Leben zur Qual werden lässt, der wird sich nicht dagegen wehren, die wichtigsten Fakten aufzunehmen. Der Lohn wird das Knowhow sein, wie man beweglich und ohne Schmerzen tatsächlich das ganze

Leben verbringen kann. Im Wesentlichen geht es darum, auch zu verstehen, wie die Faszien überhaupt funktionieren, diese geniale Konstruktion, die wir uns im Laufe unserer Entwicklungsgeschichte angeeignet haben; so unauffällig, dass wir sie bis vor kurzem überhaupt nicht registrierten. Sie sind genau unserem Körper angepasst und ermöglicht erst die vielfältigen Kunststücke, die wir eigentlich mit unserem Körper machen können. Um nur ein Beispiel zu nennen: Wie ästhetisch, anmutig und kraftvoll kann Ballett sein! Auch in dieser Hinsicht sind wir allen anderen Tieren überlegen. Vielleicht könnten noch die Oktopusse mithalten, aber da sind die Vorstellungen von Ästhetik auf beiden Seiten wohl grundverschieden. Auf jeden Fall haben jene den Vorteil, permanent in einem schwerelosen Milieu zu sein. Wahrscheinlich gibt es auch keine Alterssteifheit.

Endlos erfolglose Versuche?

Es kann doch nicht so schwer sein, solche Verspannungen zu lösen, werden Sie spontan denken. Das ist es aber wohl doch, sonst würden Sie nicht alle unter denselben Problemen leiden. Denken Sie an Ihre eigenen Erfahrungen. Wie viele verschiedene Physiotherapeuten haben Sie bisher schon aufgesucht? Wie viele verschiedene Maßnahmen wurden da ausprobierten? Wie oft sind bei Ihnen schon Muskeln weich geklopft oder gedehnt worden? Welchen verschiedenen Theorien sind Sie schon ausgesetzt gewesen? Hat man schon den Atlas bei Ihnen korrigiert, weil der Kopf nicht richtig sitzt und von hier aus die Schmerzen in Nacken, Schulter und dem übrigen Körper kommen? Haben Sie schon Akupunktur ausprobiert? Hier geht es um blockierte Energie und allgemein um Stressbewältigung.

Sie haben immer wieder ein schlechtes Gewissen bekommen und dachten, Sie sollten bestimmt ein wenig mehr Initiative zeigen. Also beschließen Sie, sich mehr zu bewegen. Aber wie? Der Yoga Kurs bringt nicht den gewünschten Erfolg. Der Tanzkurs ebenso wenig. Pilates und Spiraldynamik helfen auch nicht. Und die von Kollegen empfohlenen Kurse in Qigong und Tai-Chi, erweisen sich bei Ihnen als kontraproduktiv: Ihre Schmerzen wurden immer schlimmer. Schließlich wenden Sie sich den Methoden der klassischen Medizin zu. Ein spezifisches Rückentraining? Oder eine Muskelstärkung unter medizinischer Leitung? Kurzum, Sie haben alles probiert. Und oft ist es zunächst wirklich ein wenig besser geworden. Aber eine endgültige positive Lösung haben Sie nicht erzielt. Im Gegenteil: Insgesamt ist alles eher schlechter geworden. Es sind noch weitere Stellen aufgetreten an denen Sie heute Schmerzen verspüren und Ihr Bewegungsradius ist sogar deutlich eingeschränkter als früher.

Wer bestimmt die Therapie heute?

Sind also die Hausärzte und niedergelassenen Spezialisten die Übeltäter, weil es an ihnen ist, die Lösung des Problems zu finden? Nein, sie sind keine Übeltäter, denn die Verantwortung für sich selbst tragen Sie als Patient. Ab jetzt ist es Ihre Aufgabe, sich zu informieren. Die Angebotspalette ist groß, aber die Herrschaft über die Information und deren Einfluss ist ungleich verteilt. Die alten Institutionen und Machtblöcke verteidigen ihr Übergewicht in Ihrer unmittelbaren Umgebung und Ihrem Kulturkreis. Sie selbst sind von Natur aus und ebenso aus historischen Gründen von Gesellschaft und Politik einigermaßen kontrolliert. Daneben ist ein sehr offenes Informationssystem entstanden, das Ihnen als Kunde zu allen Informationen Zugang gewährt. Jetzt gilt es, aus dem Dornröschenschlaf zu erwachen und zu verstehen, was da überhaupt passiert.

Verschwörungstheorien und Fake-News

Die unkontrollierte Freiheit hat ihre Tücken. Verschwörungstheorien begleiten unseren Alltag. Wir müssen uns mit widersprüchlichen Fakten auseinandersetzen. Alle Bereiche unseres Lebens sind davon betroffen. Ganz unterschiedliche Persönlichkeiten wie Xavier Naidoo oder Donald Trump buhlen um unsere

Gunst. Manipulierte Wahlen, die Klimalüge, inszenierte Terroranschläge, totale Überwachung, Chemtrails (die mit Chemie vergifteten Streifen am Himmel) und vieles andere mehr, prasseln täglich auf uns ein. Wer soll sich da noch zurechtfinden? Wir alle müssen es. Es gibt keine Institution mehr, die uns die Wahrheit sagen kann, weder die Presse noch die Politik. Auch nach der Mehrheit können Sie sich nicht richten. Sie hat nicht immer Recht. Man kann inzwischen für ein paar Dollars jede Menge Follower zu jedem Thema kaufen.

Wir leben in einer postfaktischen Zeit. Also gibt es keine Fakten mehr? Doch es gibt sie, nur muss die jeder für sich selbst finden. So merkwürdig das klingt, aber die Wirklichkeit ist unser Problem. Es ist alles eine Frage der Perspektive. Daraus folgt:

- *Denke selbst*
- *Glaube nichts*
- *Bilde dir eine eigene Meinung*

Vielleicht kann dieses Buch Ihnen die Anregung geben, wenigstens im Bereich der Medizin Fakten zu sammeln, sie gegenseitig abzuwägen und auf ihre Logik hin zu prüfen. Dann erst können Sie eine für Sie passende Entscheidung treffen.

In der offiziellen Medizin ist Fortbildung vorgeschrieben und Pflicht. Allerdings kommen Themen und Angebote aus dem System heraus. Dinge, die nicht wunderbar passen, werden erst einmal liegen gelassen. Der große Sponsor und Dirigent ist direkt oder indirekt die Pharmaindustrie. Sie weiß, was gut und richtig ist (für sich selbst). Sie entwickelt nicht nur Medikamente und Impfstoffe, sondern bringt sie auch an den Mann oder die Frau über einen Arzt oder Fernsehsender. Welcher Arzt hat schon irgendeine Ahnung, wie ein Medikament funktioniert und wirkt. Er kriegt es erklärt, direkt oder indirekt von der Forschungs- und Entwicklungsabteilung eines Medikamentenherstellers. So ist es nicht verwunderlich, dass Ärzte, die mit Placebos oder homöopathischen Mitteln arbeiten ungefähr dieselbe Erfolgsrate haben wie klassische Medikamentenverteiler (ich weiß, die haben auch eine andere Klientel).

Mit Ihrer Entscheidung zu einer Operation sollten Sie möglichst lange warten. Das ist durchaus im Interesse des Systems. Sie sollten regelmäßig Ihren Hausarzt aufsuchen, der Ihnen die entsprechenden Schmerzmedikamente verschreibt. Weil Ihre Beschwerden Sie mal mehr mal weniger belästigen und mehr oder weniger Zeit seit der letzten eingehenden Untersuchung vergangen ist, werden Sie dann in einem sinnvollen Abstand zu einem Orthopäden überwiesen. Der macht seine Kontrolluntersuchung und schickt Sie gegebenenfalls zu einem Röntgenologen, der veranlasst ein Computertomogramm oder bittet einen Neurologen um seine Fachmeinung. Solange es geht, werden Sie in diesem Ärztekarussell herumgereicht. Ihre »Aufgabe« ist es, die Cortisonspritzen zu empfangen, Schmerztabletten und Analgetika Kapseln runter zu schlucken und immer wieder mal einen Zyklus Physiotherapie über sich ergehen zu lassen. Das fordert nun wieder den Hausarzt, der sich darum kümmern muss, dass Ihre Leber und Nieren weiter in Ordnung bleiben. Nicht zu vergessen, zwischendurch müssen natürlich auch Herz und Kreislauf überwacht und eingestellt werden. Dazu ist ein Internist bestens geeignet. Das Ganze ist eine riesige Maschinerie zur Angstverstärkung. Normalerweise sollten Arztbesuche einen Placebo Effekt haben. Man fühlt sich einfach besser und schon fast geheilt, nur wenn man in die blauen Augen seines Arztes gucken kann. Diese positive Zuversicht »der kann es schon richten« bringt so manches Wehwehchen zum Erliegen. Bei einem eigentlichen »Ärztemarathon« ist es hingegen genau umgekehrt.

Primum nihil nocere

In der heutigen Zeit gilt der Hippokratische Eid, der schon seit der Antike für die Tätigkeit und die moralische Einstellung eines Arztes unabdingbar sein sollte, nicht mehr sehr viel. Wieso glauben wir, brauchen wir ihn nicht mehr? Über Jahrtausende war er die Grundlage für Medizinethik. Eine weitere Feinheit wurde im kaiserlichen Rom so modern formuliert: »primum nihil nocere, secundum cavere, tertium sanare«, das bedeutet:

1. *nicht schaden*
2. *vorsichtig sein*
3. *heilen*

Es gilt also als Arzt zu allererst darauf zu achten, keinen Schaden anzurichten, bevor man überhaupt etwas anordnet oder macht. Danach sollte man immer noch konzentriert und weiter aufmerksam sein, kein Risiko eingehen und auf die Reaktion des Patienten schauen. Erst dann kann man versuchen, einen Heileffekt zu erzielen. Warum spielt das heute eine so geringe Rolle? Haben wir Ethik nicht mehr nötig und frönen nur noch dem schnöden Mammon? Das gilt für alle ärztlichen Anweisungen. Schließlich ist der Arzt derjenige, dem man Vertrauen schenkt und dem man zutraut, dass er auch die richtigen Entscheidungen trifft. Wie häufig ist eine neue Beurteilung nötig, welche Untersuchungen werden dafür gebraucht, welche anderen Spezialisten müssen wann und in welcher Häufigkeit mit zu Rate gezogen werden, welche Medikamente helfen und welche schaden? Besonders kritisch sollten Sie diese Fragen beachten, wenn Sie privat versichert sind.

Schmerzmittel

Eine dänische Forschergruppe hat im European Heart Journal – Cardiovascular Pharmacotherapy eine große, übernationale, europäische Studie im April 2017 veröffentlicht. Was schon jeder Arzt wissen sollte, wurde hier noch einmal bestätigt.

Zitat:

>*»Ibuprofen and diclofenac were the most commonly used NSAIDs and represented 51.0% and 21.8% of total NSAID use, respectively. Use of diclofenac (odds ratio [OR], 1.50 [95% confidence interval (CI) 1.23–1.82]) and ibuprofen [OR, 1.31 (95% CI 1.14–1.51)] was associated with a significantly increased risk of OHCA (Out of Hospital Cardiac Arrest)«.*

Die bei Rückenschmerzen am häufigsten verschriebenen Antirheumatika (72,8%, Ibubrofen und Diclofenac) verursachen also nicht nur bei längerer Einnahme, sondern auch schon ein paar Tage nach der ersten Medikamenteneinnahme signifikant häufiger einen Herzinfarkt. Wer soll die Entscheidung jetzt hier treffen? Nehmen Sie als Patient freiwillig diese Medikamente? Bestehen Sie selbst darauf? Ist es die Aufgabe des Arztes das festzulegen oder handeln Sie die Entscheidung gemeinsam mit ihm aus indem sie beide Vor- und Nachteile abwägen?

Sind Sie dann nicht in derselben Lage wie damals Hamlet, der den Totenkopf um Rat fragt und mit ihm spricht, von Zerrissenheit und Todessehnsucht (?) gequält?

Eindrucksvoll dick sind die Bücher, in denen die jeweils zugelassenen Medikamente in den einzelnen Ländern aufgeführt sind. Beim näheren Hinsehen muss man feststellen, es gibt in den Arzneigruppen nur wenige wirklich unterschiedliche Wirkstoffe. Also besteht ein erheblicher Konkurrenzdruck zwischen den Firmen. Wie kann man einen Arzt von der Güte des eigenen Medikaments überzeugen? Es ist eigentlich ganz einfach. Indem man ihn beteiligt.

Eine Studie in den USA hat für Aufsehen gesorgt. Viele Ärzte bekommen von der Pharmaindustrie Zuwendungen in Form eines Vortragshonorars, Beratungshonorars oder auch nur in Form einer Urlaubsreise. Manche Mediziner kommen so auf einen Spitzenverdienst von einer Millionen USD pro Jahr zusätzlich zu ihrem normalen Praxisgeschäft. Sind diese Ärzte noch unabhängig? Inzwischen ist jeder verpflichtet, diese Nebeneinnahmen offen zu legen. In Europa dürften die Verhältnisse nicht viel anders sein. Nehmen Sie mich als Beispiel. In meiner damaligen Spezialpraxis für Hormontherapie in den 90er Jahren habe ich es selbst auch als völlig normal erachtet, dass ein Pharmakonzern in unserem Hormonlabor eine Medizinisch-Technische-Assistentin (MTA) finanziert hat, zu »wissenschaftlichen Zwecken«. Arbeitgeber der Pharmakonzern, Arbeitsplatz die Arztpraxis. So war alles ordnungsgemäß verbucht und konnte damals nicht beanstandet werden. In der Schweiz sollen nach Recherchen von »Blick« im Jahr 2017 an Ärzte, Spitäler und Apotheken 162,6 Millionen Franken gezahlt worden sein.

Immer, wenn kein Gegendruck erfolgt, werden Möglichkeiten weiter ausgedehnt. Nach dem Motto, je früher die Beeinflussung desto wirksamer und langlebiger ist sie, geht die Pharmaindustrie immer mehr dazu über, auch Medizinstudenten schon während der Ausbildung zu beeinflussen. Einladungen zu speziellen Fortbildungen werden großzügig angeboten. Der nüchterne Vorlesungssaal wird unmerklich vertauscht mit einer freigebigen Kongress Atmosphäre samt perfekterem Darstellungsmaterial und kleinen kulinarischen Aufmerksamkeiten. Es geht natürlich nur um Information. Es soll beileibe nicht der Eindruck entstehen, irgendjemand sollte hier beeinflusst werden. Alles zum Wohl der Patienten und der hehren Wissenschaft.

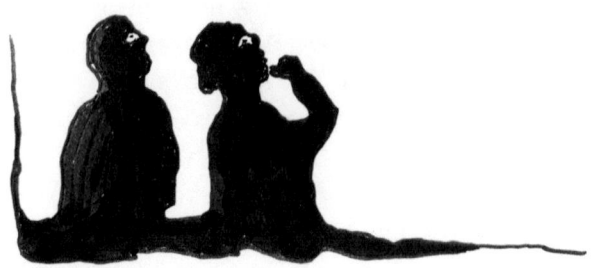

Strahlen (Röntgen und CT)

Aber es gibt auch noch eine andere Problematik neben dem unkontrollierten Medikamentenkonsum, nämlich diejenige der großen, teuren Maschinen, oft hergestellt in Tochtergesellschaften der Pharmariesen. Ein Teil fällt in den Bereich der viel zu häufig angewandten, gewinnträchtigen Diagnostik durch Strahlen.

J. Brenner, Leiter der radiologischen Forschungsabteilung der renommierten Columbia Universität in New York spricht bei der Anwendung von Strahlen von einem zweischneidigen Schwert und formuliert das so:

Zitat :

»Radiation is very much a two-edged sword – used in the right way it has revolutionized modern medicine – such as through CT scans and as a cure for many cancers. But radiation used in the wrong way can be harmful. «

Alle Statistiken zivilisierter Länder zeigen einen dramatischen Anstieg von Computer Tomographie Untersuchungen (CT) pro Jahr. Da bei einem CT die Strahlenbelastung etwa 1000-mal größer ist als bei einer einfachen Durchleuchtung mit Röntgenstrahlung, warnt Brenner vor zu vielen, unnötigen Kontrolluntersuchungen, die nicht viel weiterhelfen. Sie könnten sogar Krebs auslösen. Neuere Studien aus den USA rechnen mit 15.000 Opfern jährlich durch zu häufigen, überflüssigen CT-Einsatz. Das sollte Sie ein wenig alarmieren. Seien Sie also kritisch, und prüfen Sie vor jeder weiteren, zusätzlichen CT Untersuchung, ob sie überhaupt notwendig ist und Ihnen neue Erkenntnisse bringen kann.

Durch Profitgier zum Wohlstand

Im normalen geschäftlichen Alltag wird stets etwas Neues angestrebt, um den Profit zu erhöhen. Je mehr man produzieren kann und je mehr man davon verkaufen kann, umso höher ist der Gewinn. Im Laufe der Zeit ist es zu einer ziemlich starken Verlagerung gekommen. Früher gab es eine Menge von Zwischenstationen zu überwinden von der Rohstoffgewinnung, der Verarbeitung, dem Transport und der Verteilung bis zum Endverbraucher. Überall waren Menschen beteiligt und unterschiedliche, einfache Qualifikationen waren gefragt. Das führte automatisch zu einer großen Ungleichheit. Wer etwas hergestellt hatte, blieb arm, wer sich um Handel und Verteilung kümmerte, wurde reich.

Doch überall war noch der Mensch beteiligt. Ohne ihn ging es nicht, zumal die Energieressourcen auch endlich zu seien schienen. Inzwischen hat sich alles so beschleunigt, dass nur noch der Endverbraucher Mensch mit seinen Bedürfnissen als Zielobjekt für Gewinne übrigbleibt. Maschinen machen die Arbeit, organisieren, verknüpfen, planen und transportieren die Erzeugnisse (Waren). Der Mensch ist Konsument. Er wird mehr und mehr überflüssig auf den Zwischenstationen. Er wird einfach langsam wegrationalisiert. Daher wird alles billiger. Die Menge der Produktion spielt keine Rolle mehr, die Länge der Transportwege ist egal, die Verteilung ist perfekt. Die Planung wird noch von Menschen gemacht, ebenso werden es die Programme. Die Organisation und Durchführung übernehmen inzwischen Maschinen. Wir leben im Überfluss und dabei merken wir gar nicht, dass wir langsam selbst überflüssig werden.

Die Gier wird kriminell

Eine ausgesprochene bedauerliche Entwicklung zeigt sich, wenn wir die Qualität unserer pharmazeutischen Produkte analysieren und prüfen. Das Vertrauen in die Pharmaindustrie und ihre großen Forschungs- und Entwicklungsabteilungen ist berechtigt, hat Tradition und einen großen Teil unserer westlichen Nationen auch reich gemacht. Doch internationale Beziehungen, nicht ganz einheitliche Gesetzgebung in den verschiedenen Ländern sowie die Möglichkeit, Medikamente von einem Land in ein anderes mit auch anderen Qualitätsanforderungen zu verschieben, all das hat in skrupellosen Geschäftsleuten Begehrlichkeiten geweckt.

Fake-Produkte sind auch im Pharmageschäft heute alltäglich. Arzneimittel zu fälschen, ist heute gang und gäbe. Pillen und Kapseln herzustellen, die gar keinen Wirkstoff enthalten, ist überall auf der Welt ziemlich einfach. Wie Sie sich vorstellen können, sind die Gewinnspannen unermesslich. Kontrollmechanismen, die prüfen, ob überhaupt irgendwelche wirksamen Stoffe in den Medikamenten vorhanden sind, gibt es kaum. Ein cleveres Tarnspiel macht seine Runde, ein Mischangebot von gefälschten Medikamenten, die einen minderwertigen Wirkstoff enthalten, oder eine Ladung von völlig inaktiven Medikamenten ohne jegliche Wirkung, vermischt mit den Originalmedikamenten, sind in Apotheken der meisten Entwicklungsländer die Regel. Aber auch in Europa gewinnt diese undurchschaubare, schwer kontrollierbare Praxis immer mehr an Gewicht. Somit sind wir alle betroffen. In irgendeinem Entwicklungsland oder einem verborgenen Labor werden Medikamente oder auch nur Scheinmedikamente hergestellt. Danach wird über mehrere Stationen die Spur verwischt. Zivilisierte Regionen sind nicht mehr ausgenommen. Das Ganze ist ein einträgliches Geschäft und wo die größten Gewinne für die einzelnen Beteiligten zu erwarten sind und eine mangelhafte Wirkung kaum auffällt, wird zugeschlagen. Bei diesem Karussell sind auch die Firmen selbst beteiligt. Nicht dass sie selber gefälschte Medikamente produzieren. Aber die Patentinhaber, die Pharmakonzerne, unternehmen auch nichts, diese als eigentliche Konkurrenz anzusehenden Trittbrettfahrer auszuschalten oder anzuklagen.

Die größten Unternehmen, welche die teuersten Medikamente vertreiben, sind natürlich das erste Ziel. Das bedeutet, im Bereich der Krebsmittel ist diese brutale Bereicherung das sicherste Geschäft. Die meisten der betroffenen Patienten leben sowieso nicht mehr sehr lange und da es bisher keine Kontrollen bei der Auslieferung gab, war es ungeheuer schwer, unregelmäßige Machenschaften nachträglich nachzuweisen. Staatliche Kontrollen sind unzureichend und außerdem ist es ziemlich schwierig nachzuweisen, dass dem einzelnen Patienten wirklich ein Schaden entstanden ist. Das hat sich inzwischen geändert. Jetzt sind ungeöffnete Verpackungen zurück verfolgbar. In einem ersten Prozess ist ein Apotheker zu 12 Jahren Haft und lebenslangem Berufsverbot verurteilt worden. Über den Bereich der Schmerztherapie gibt es noch keine öffentlichen Erkenntnisse. Eine allgemeine Skepsis ist aber dennoch angebracht.

> *Versuchen Sie also,*
> *mit so wenig Medikamenten wie möglich auszukommen.*

Gesundheit wird teurer, vorläufig

Das Gesundheitssystem sollte eigentlich nicht dem Geld folgen, sondern das Hauptaugenmerk müsste dem Wohlergehen der Patienten gelten. Der Mensch sollte im Mittelpunkt stehen. Das heisst: Die Versorgung und Betreuung alter Bürger kann bis jetzt nur ein anderer Mensch menschlich gestalten. Voraussetzung dafür ist ein fühlbares Wissen um die Nöte des Hilfsbedürftigen. Ausgeklügelte Maschinen können das möglicherweise in Zukunft unterstützen. Aber die menschliche Wärme, der Kontakt, das Mitgefühl werden wir doch wohl hoffentlich nicht aufgeben. Wir sollten immer auf eine moralische Kontrollinstanz achten. Denn die Maschinen und die dahinterstehenden Profiteure sollten zumindest zu Beginn beweisen, dass sie nicht nur den persönlichen Vorteil im Auge behalten, sondern sich bewusst sind, dass sie einen Dienst an der gesamten Gesellschaft zu leisten haben. Es geht hier um Ehrlichkeit und Nachhaltigkeit. Kurzfristige Gewinne dürfen nicht mehr das Ziel unseres Handelns sein.

Ein anderes Problem betrifft die Verknüpfung von Informationen. Daher sind alle Internetanbieter so peinlich darauf bedacht, dass Sie ihnen möglichst viele Daten von sich selbst überlassen. Ihre eigene Argumentation wird wahrscheinlich so lauten: das ist doch gar nicht so schlimm, damit kann doch sowieso niemand etwas anfangen. Das ist für Sie alleine bedingt richtig. Aber die Daten von mehreren Milliarden Menschen ergeben einen völlig durchsichtigen Planeten. Dadurch wird der Einzelne plötzlich manipulierbar. Diesen zukünftigen Wert können wir noch nicht einmal im Ansatz richtig beurteilen, nur so viel steht fest: er wird zweifellos völlig unterschätzt. Welche Risiken sich da noch in Zukunft auftun, ist ungewiss. Aber eine Erkenntnis haben wir heute schon. Raum und Zeit werden zusammenschmelzen. Damit eröffnen sich immer mehr Möglichkeiten, sehr schnell unmittelbar vorausgehende Ereignisse ziemlich präzise vorherzusagen.

Ein Beispiel dafür könnten wir heute schon zu spüren bekommen, wenn zum Beispiel Google in der Lage ist, auch kleinste Schwankungen im Gesundheitsverhalten oder sogar Epidemien vorauszusagen, lange bevor offizielle staatlichen Einrichtungen dazu in der Lage wären. Wie macht Google das?

Antwort: Die Welt wird in Raum- und Zeiteinheiten zerlegt und die hier erfassten Daten (Informationen) werden in Beziehung gesetzt. Die Ergebnisse schaffen sofort eine eigene, neue Realität. Hier ein ganz einfaches, verständliches Beispiel, gar keine Hexenküche.

Google, die Zukunft in der Medizin?

Wenn in einem Londoner Stadtbezirk am Montagmorgen zwischen 7:00:00 Uhr und 8:00:00 Uhr die folgenden Suchbegriffe mehr als 30% über dem montäglichen und wöchentlichen statistischem Mittelwert liegen, passiert etwas.
Eingegebene Suchbegriffe:
Schnupfen, Husten, Gesundheit, grippaler Effekt, Apotheke, Fieber, erhöhte Temperatur, Grippemittel, Aspirin, (und andere Namen von Medikamenten), Fieber messen, belegte Zunge, gerötete Augen, Kratzen im Hals, Arbeitsunfähigkeitsbescheinigung, Grippe Impfung, Kinderkrankheiten, verschiedene Namen von Kinderkrankheiten usw.
Diese Begriffe werden nach einem bestimmten Algorithmus in Beziehung gesetzt und um 8:00:01 Uhr erscheint die Meldung »Grippe-Epidemie«.
Dann geschieht kurz hintereinander oder gleichzeitig folgendes:

- Grippe-Medikamente werden nach einem gewissen Schlüssel aus den Depots der Großhändler an die Apotheken ausgeliefert
- Taschentücher und Atemmasken werden bereitgestellt und verteilt
- Autos oder Drohnen werden angefordert und übernehmen die Auslieferung der Waren
- Bei den entsprechenden Pharmafirmen werden sofort Medikamente nachbestellt
- Grippe-Warnung an alle relevanten Stellen
- U-Bahn-Stationen und öffentliche Verkehrsmittel empfehlen Atemmasken, Krankenhäuser ändern die Besuchsregelung, Altersheime und Kinderkrippen meiden die Öffentlichkeit, Aufforderung zur Impfung, Verhaltensempfehlung in Rundfunk und Fernsehen usw.

Ich glaube das reicht als Eindruck. Weiteres können Sie sich selbst ausmalen. Diese Szene ist eine fiktive Geschichte und hat keinen realistischen Wert. Das alles geschieht automatisch und ist viel schneller und präziser als alle staatlichen Informationssysteme oder Geheimdienste. Wir alle werden dem mehr und mehr ausgeliefert sein. Welche Macht die Besitzer von Informationen über den Einzelnen, die Gesellschaft und den Staat haben, weil sie besser informiert sind als alle anderen, wird hier deutlich. Wir alle sind einerseits darauf angewiesen, andererseits werden wir unzweifelhaft dadurch verändert.

Die Corona Krise hat gezeigt, wie wichtig es ist Informationen zu sammeln, aber sie auch allgemein zur Verfügung zu stellen. Ein möglichst rascher Datenaustausch aller nur erhebbaren Daten ist in Zukunft unabdingbar und wird gerade im Gesundheitssystem einige Beschleunigungen nach sich ziehen. Es muss hier immer um persönliche, aber sehr spezifische Daten gehen, die den einzelnen nicht erkennen lassen. Diese ungeheuren Datenmengen werden die Welt verändern, hoffentlich zum Besseren. Ein Ziel, auch in der Pharmaindustrie wird sein, individuelle Medikamente zu entwickeln, die jeweils speziell für eine Person kreiert werden. Das wird einen weiteren Schub geben, der eine neue Zeit im Bewusstsein der Menschheit einnehmen wird. Das Richtige oder Wahre wird dann nicht mehr evidenzbasiert auf einzelnen Beobachtungen beruhen und wie auch immer gewonnenen Erfahrungen einer einzelnen Fragestellung liegen, sondern einen breiten statistischen Hintergrund haben, bei dem jeweils hunderte von Milliarden Parameter verglichen werden. Uns bleibt gar nichts anderes üblich als beweglich zu bleiben.

Wer durchbricht den Kreislauf unseres jetzigen Systems?

Wer sollte daran interessiert sein, diesen Kreislauf von immer mehr und größerem Anspruch und laufend steigenden Kosten zu durchbrechen oder gar abzustellen?

- Die Pharmaindustrie sicher nicht. Ihr Ziel ist ein möglichst hoher Medikamentenumsatz. Sie ist auch häufig beteiligt an Firmen, die Diagnostikapparate, Laborgräte und Körperimplantate herstellen. Deren rentabler Einsatz muss sichergestellt werden.
- Die niedergelassenen Ärzte sicher nicht, denn chronische Patienten bilden die Grundlage ihres regelmäßigen Einkommens. Die gegenseitige Überweisung in einem Medizin-Karussell ist ein willkommenes zusätzliches Polster.
- Die Kliniken und Krankenhäusern sicherlich nicht, denn die kämpfen schon jetzt um jeden Patienten und um ihr Überleben. Die Konkurrenz ist groß.
- Die Rehabilitationskliniken sicher nicht, denn viele müssten sich verkleinern oder gar schließen.
- Die Krankenkassen sicher nicht, denn je höher der Umsatz, um so gewichtiger sind ihre Macht und Stimme als Partner bei Verhandlungen. Außerdem geht es auch hier um Arbeitsplätze. So oder so werden die Krankenkassenbeiträge steigen.
- Vielleicht schafft es ja eine weltweite Krise, wie jetzt zum Beispiel die Corona Epidemie, grundsätzlich die bisherigen Vorstellungen und erfolgreichen Räderwerke ein wenig zu hinterfragen. Wenn auch kein neuer Anfang so wäre doch eine prinzipielle Korrektur vorstellbar, die uns eine neue Ausgangsposition ermöglicht, viele Dinge jetzt besser zu machen, und zwar weltweit.

Der Patient ist ambivalent. Auf der einen Seite beschwert er sich über die hohen Krankenkassenbeiträge. Auf der anderen Seite will er für sich selbst nur das Beste. Das Beste ist natürlich immer das teuerste, wenn er sich das leisten kann. In der praktisch bei uns vorhandenen Mehrklassen Medizin besteht auch ein gewisser gesellschaftlicher Konkurrenzdruck.

Dieses ganze System muss als Einheit betrachtet werden. Jede Veränderung in einem Bereich wird selbstverständlich große Einflüsse auch auf die anderen Bereiche haben. Daher ist die Wandlungsbereitschaft nicht sehr hoch anzusetzen. Es wird auch wirklich schwer sein, in dieser perfekten, aber verknöcherten Struktur etwas zu verändern. Selbst das Einführen einer neuen Methode ist nicht leicht.

Ambulante und auch stationäre Leistungen werden nach einer Gebührenordnung abgerechnet. D.h. für jeden Eingriff, für jede Untersuchung und für jeden Handgriff gibt es im Leistungskatalog eine eigene Ziffer, die den Leistungsumfang beschreibt und auch den Geldbetrag angibt, der dann später vergütet wird. Neue Behandlungsmethoden haben es naturgemäß schwer. Zuerst muss eine Einigung gefunden werden, wie und in welchem Rahmen eine Behandlung überhaupt stattfinden kann (Indikation). Dann muss bewiesen werden, dass diese Behandlung auch irgendeinen Sinn hat (evidenzbasierte Wirkung). Schließlich muss auch für Fortbildung und Ausbildung ein einheitlicher Rahmen geschaffen werden. Das dauert alles seine Zeit. Allerdings ist man jetzt in der Schweiz gerade dabei, eine neue Ordnung in der Gebührenordnung zu entwickeln.

Doch auch hier hat Corona einiges in Gang gebracht. Wir haben gelernt, dass nicht jeder Kontakt mit dem Arzt ein persönlicher sein muss. Beraten kann man einfacher und sicherer und kostengünstiger auch durch neue Medien. In vielen Fällen kann jeder Mensch sich auch selbst helfen, wenn er denn eine vernünftige und klare Anweisung bekommt. Das könnte durchaus über kleine Videosequenzen geschehen.

Wir brauchen einfach mehr modernes Wissen. Unser Körper darf für uns kein Geheimnis mehr sein. Wir sollten über unsere Stärken und Schwächen Bescheid wissen und auch in gewisser Weise beurteilen können, wie wir uns verbessern können. Viele Diabetiker wissen besser über ihre Krankheit Bescheid als ihr behandelnder Arzt, weil sie sich selbst individuell eingehend mit ihren Problemen beschäftigen. Die Normwerte werden durch die Pharmafirmen beziehungsweise die entsprechenden Gesellschaften definiert. Jede Korrektur um ein Zehntel des Wertes bringt der Industrie hunderte von Millionen. Mit den entsprechenden Messgeräten am Arm des Betroffenen wird jeder der Situation entsprechend lernen was er wirklich braucht und was ihm in welcher Lage hilft oder schadet.

Schmerzmedizin in der Sackgasse?

Wir werden später noch sehen, wie trotz gleicher Symptome ganz unterschiedliche Diagnosen und auch Methoden zur Heilung und Schmerzbekämpfung angeboten werden. Das ist irgendwie verwirrend. Täglich erreichen uns Nachrichten, die über Fortschritte und neue Erfindungen in allen nur denkbaren Bereich der Wissenschaft berichten. Von manchen dieser Disziplinen haben wir noch nicht einmal einen Begriff. Den Namen haben wir vorher noch nie gehört und wir wissen eigentlich auch nicht genau worum es geht. Aber es wird geforscht und diese neuen Ergebnisse schaffen auf der einen Seite sehr große Vermögen und erleichtern auf der anderen Seite unzähligen Menschen ihr tägliches Leben. Ein zweidimensionales, exponentielles Wachstum. Eine Beschleunigung des Wissens und auch der Kultur.

Davon ist natürlich auch die Medizin betroffen. Die Investitionen der Pharmaindustrie in diesen Bereich sind riesig. An den wichtigsten Rätseln der Menschheit wird intensiv geforscht. Erfolg oder Misserfolg dieser Unternehmungen können wir täglich an den Aktienkursen der betroffenen Firmen verfolgen. Die Hoffnungen und Chancen sind enorm. Alle paar Wochen werden trotzdem Milliarden von Geldern am Aktienmarkt vernichtet, weil sich die Hoffnungen nicht erfüllt haben oder hohe Strafen gezahlt werden mussten.

Doch da gibt es einen Bereich, den man offensichtlich zu einer Tabuzone erklärt hat, den man nicht antastet und möglichst lange ohne eine Veränderung weiterführen möchte. Dieser Bereich ist gar nicht so klein, sichert er doch als Grundlage die Pfründe aller Beteiligten. Es ist der tägliche Umgang mit dem Phänomen des chronischen Schmerzes im Bewegungsapparat. Das betrifft die Vorstellung:

- Was ist die Ursache dieser Schmerzen?
- Wo treten Schmerzen wann und wie lange auf?
- Wann und wie kann man Vorboten der Schmerzen frühzeitig erkennen?
- Was kann man als Prophylaxe dagegen tun?

- Und besonders wichtig: Wie kann man den chronischen Schmerz ver-
  markten?

Da praktisch keine allgemein gültige Methode vorhanden ist, um den
Schmerz einzudämmen oder zu beseitigen, gibt es wohl keinen Bereich der
Medizin, in dem man mehr Angebote zur Lösung des Problems findet.
  Sollten wir das als Eingeständnis einer gewissen Ohnmacht ansehen?
Denn wir haben es hier mit einem ungewöhnlichen Phänomen zu tun.
In den letzten 50 Jahren hat sich die Medizin gewaltig verändert. Es sind
immer mehr Abteilungen entstanden, die zunehmend ein Eigenleben entwickelten, um schließlich in einer eigenen Fachdisziplin zu münden. Diese
separatistischen Tendenzen haben ganz neue Forschungsfelder eröffnet.
Neue Diagnostikgeräte und Analyseverfahren haben die Entwicklung
noch beschleunigt. Nicht zufällig kommt einem das Bild des auseinander-
strebenden Universums wieder in den Sinn. Die einzelnen Materienteile
gleiten immer weiter auseinander, entfernen sich voneinander. Jeder versucht, sich selbst zu behaupten und ein möglichst eigenes und unabhän-
giges Leben zu führen.
  Oder interpretieren wir die gemessenen Daten einfach falsch? Ist es die
dunkle Energie, die uns einfach zum Narren hält und uns dazu verleitet
Rückschlüsse zu ziehen und Messungen zu interpretieren, die wir noch gar
nicht richtig beurteilen können? Immerhin ist der materielle Bestandteil
unseres Universums, den wir glauben beurteilen zu können, nicht viel größer
als 5 %.
  Was beobachten wir im Themenkreis unserer Schmerzproblematik? Genau das Gegenteil. Man driftet nicht auseinander, sondern versucht wieder
zusammen zu finden. Ist es die eigene Erfolglosigkeit, die dazu zwingt,
wieder näher zusammenzurücken. Man ist höflich miteinander und fragt
wieder »hast du nicht vielleicht eine Idee?« Und so kommt es, dass langsam
die einzelnen Fächer sich wieder näher kommen. Man arbeitet wieder miteinander. Auch die Randfächer und die sonst im klinischen Alltag nicht so
erwünschten Theoretiker werden eingeladen und um Rat gefragt. Die wenig
oder selten beachteten Bewegungs-, Atem- und Manualtherapeuten sitzen

wieder am gleichen Tisch. Jeder ist aufgefordert, eine Idee zu entwickeln. Wenn man schon nichts Entscheidendes für den Patienten tun kann, wenn keiner weiß, wie man den Schmerz angehen kann, dann sollte doch wenigstens der Patient beschäftigt werden. Ablenkung als Therapie? Ein wenig schon. Aber ich denke, hier wird uns allen bewusst, wie wenig die Sicht der mechanischen, auf den Körper ausgerichtete Medizin alleine die Lösung ist. Der geistige, seelische Überbau wird wieder entdeckt und der Mensch wird als zwar komplexes, aber einzigartiges Wesen wahrgenommen.

Vielleicht könnten alle diese Überlegungen dazu führen, sich Gedanken zu machen, ob es noch andere Möglichkeiten und Lösungen gibt außer Medikamenten und Operationen. Vielleicht erscheinen dann einfache Übungen nicht so abwegig und vielleicht könnte das sogar ein Auslöser sein, sich mit dem Phänomen des Umprogrammierens zu beschäftigen.

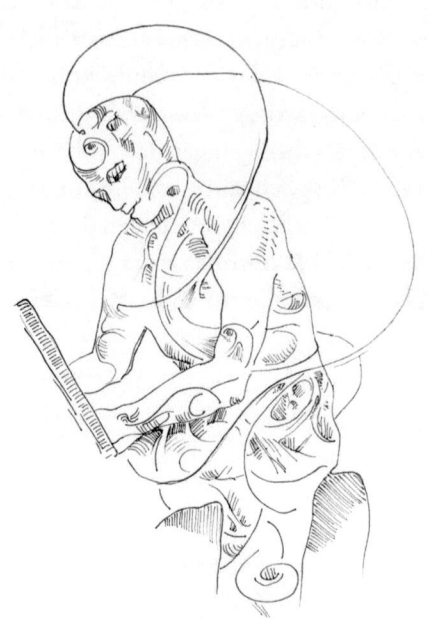

Kapitel 3

Irrungen und Wirrungen in der Vergangenheit

Eine Vorbemerkung, – die Haltung der landläufigen Meinung

Wer mich näher kennt, weiß wie gerne ich mit Worten spiele und deren ursprüngliche Bedeutung zu ergründen versuche. Hier liegt der Kern, der Ursprung. Es vereinfacht vieles zu erkennen, welche Bedeutung in unserem Unterbewusstsein diese traditionellen Werte haben, die in unseren Worten völlig klar und offen dargelegt werden. Die »landläufige Meinung« beschreibt also den Aufmerksamkeitszustand, den man erwarten kann, wenn man über Land läuft, seinen Kopf hängen lässt und nur auf dem Boden guckt. Immer nur den Boden und die eintönigen, sich immer wiederholenden Wellen auf sich wirken lässt. Man kommt in einen tranceförmigen Rhythmus. Die ganze Welt und die Schönheit der umliegenden Natur spielen in dieser hypnotischen Situation keine Rolle. Aber genau diese Haltung (Kopf nach vorne, Augen nach unten, Schultern und Brustkorb eingezogen, Becken nach vorne gekippt) ist der Auslöser für Ihre Schmerzen. Feine Muskeln zwischen Wirbelsäule und Kopf, die unsere innere und äußere Haltung bestimmen, werden rigoros ausgeschaltet. Die natürliche Verbindung zwischen »Mind« und »Body«, zwischen Seele und Herz ist unterbrochen.

Unsere Zivilisation hat Ihre Haltung und Ihr Leben verändert. Und diese Haltungsänderung mit der Dysbalance in den Faszien ist der Grund für Ihr Problem. Deswegen haben Sie diese unerklärlichen und nicht therapierbaren Schmerzen. Im vorliegenden Buch geht es deshalb sowohl um die Haltung als auch um die landläufige Meinung.

Wie Glaube indoktriniert

Glauben Sie noch an den Klapperstorch?

Was soll denn das, werden Sie leicht empört denken. Heute schmunzeln wir natürlich über diese Frage. Tatsache ist aber, dass dies lange als bare Münze betrachtet wurde. Den Beweis für die Richtigkeit konnte ja früher jedermann sehen. Schließlich wurden in den Jahren, in denen viele Störche auf der Wanderschaft waren, auch viele Kinder geboren. Später, in einer aufgeklärteren Zeit, wurde daraus eine romantische Vorstellung.

Carl Spitzweg, der pedantische Maler der Romantik, hat das Klapperstorchthema des Öfteren in einer für ihn typischen Art wunderbar mit feinen Pinselstrichen gemalt. Drei Jungfrauen breiten ihre Schürzen aus und blicken hoffnungsvoll nach oben, wo ein Storch gerade ein Baby herunterfallen lässt. Ein eindeutiges Bild. Jeder hat den Sinn damals sofort verstanden. Jetzt empfinden wir kaum noch die logische Verbindung zu einem Mythos, der bis zu den Germanen zurückgeht, die glaubten, die Seelen der Kinder hielten sich bis zur Geburt in einem See auf und der Wasservogel Storch hätte die Aufgabe, diese »See-len« den Frauen zu bringen.

In christlicher Zeit war es keine Sage mehr, sondern eine ganz bewusste falsche Darstellung, eine Desinformation für das einfache Volk (oder doch nur für Kinder?). Jedenfalls gelang es den Predigern einer sexual feindlichen Welt, ihre Vorstellung in den kindlichen Köpfen einer einfachen, unaufgeklärten Gesellschaft lange Zeit zu verankern. Die Prüderie ging tatsächlich so weit, das Normalste in der Welt, eben Zeugung und Geburt, in ein Märchen zu kleiden. Ganz Europa ist dem gefolgt, obwohl doch wohl die meisten Erwachsenen wussten, dass es nicht den Tatsachen entsprach. Wir sind als Menschen halt gut darin, Glaube vor Logik zu stellen.

Spitzwegs Bild zeigt, dass dieses Thema im 19. Jahrhundert immer noch virulent in den Köpfen vorhanden war, obwohl man natürlich sich selbst damals schon als aufgeklärt empfand. War man das wirklich? Damals war es noch üblich, Frauen so stark mit einem Korsett einzuschnüren, dass sie fast keine Luft mehr bekommen konnten (eine Hilfsperson zum Ankleiden war dazu notwendig). Vor 170 Jahren (!), war es den Frauen auch verboten, mit der Eisenbahn zu fahren, weil man der festen Überzeugung war, die hohe Geschwindigkeit über 45 km/h würde unfruchtbar machen, nur bei Frauen natürlich. Dieses Beispiel, das uns heute zum Schmunzeln bringt, macht auch deutlich, wie stark inzwischen die Beschleunigung geworden ist und in welchem Maße wir uns heute wenigstens in diesem Teil der Welt entwickelt haben, sowohl was die Geschwindigkeit betrifft, als auch das Denken darüber.

Wenn Ihnen am Ende dieses Buches durch den Kopf gehen sollte, mit der Vorstellung über chronische Schmerzen könnte es sich ebenfalls um die moderne Form einer bewussten Desinformation einzelner Interessengruppen handeln, so ist das durchaus gewollt.

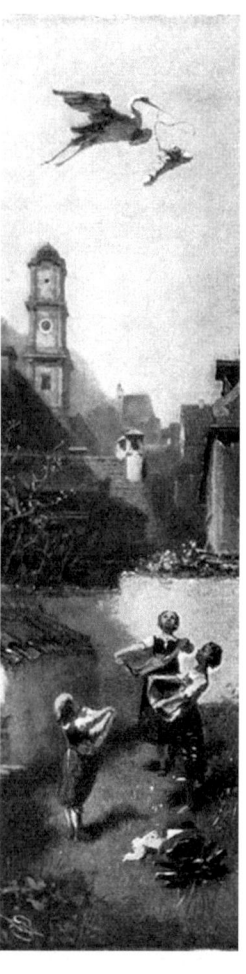

Medizin nach der Aufklärung

Stolz können wir sein, wenn wir auf die vergangenen Jahrhunderte zurückschauen und sehen, was die Medizin so alles geleistet hat. Wahrlich, eine beeindruckende Geschichte. Oder ist die Geschichte gar nicht so beeindruckend, wenn wir genauer hinsehen? Wie war das mit der Entwicklung im Einzelnen zu damaligen Zeiten? Haben wir nicht die großartigen Erkenntnisse und Erfindungen bequem hinter einander in eine Reihe gestellt und nur die Erfolge aufgelistet? Gibt es da keine negative Bilanz?

Wenn wir die Entwicklung genau verfolgen, dann sieht die Wahrheit ganz anders aus. Zusammenfassend muss man als Ergebnis die Frage stellen: »Ging es eigentlich immer nur darum, die eigenen Vorstellungen so lang wie möglich beizubehalten und sie unerbittlich um jeden Preis zu verteidigen?« Hat man nur immer dann seine Meinung verändert, wenn es gar nicht mehr anders ging, wenn die gegenteiligen Beweise so erschlagend waren, dass man zähneknirschend eine andere Auffassung akzeptieren musste?

Das Problem bei der ganzen Sache besteht nämlich darin, dass selbst bei einer kleinen Änderung tatsächlich eine nicht vorhersehbare Lawine ausgelöst werden kann.

Jede Änderung ist immer ein Umbruch, ganz harmlos, wie beim Umpflügen eines Ackers. Alle Teile von unten bekommen neue Energie, neuen Antrieb, neuen Sauerstoff. Was oben ist, muss nach unten und das in der Tiefe Vorbereitete muss ans Tageslicht. Nur so können unverbrauchte, neue Kräfte heranwachsen. Für eine konservative, hoch angesehene Gruppe wie Ärzte und Apotheker war das immer schon beängstigend und schwer zu akzeptieren.

Die Macht der Ärzte kommt von den Göttern

Von den Göttern persönlich hatten die ersten Priester-Ärzte angeblich die Macht und die Fähigkeit erhalten, den Menschen einerseits zu erlösen (fürs Jenseits) und andererseits zu heilen (im Diesseits). Aus den Sternen des Firmaments konnten sie dem Volk den Willen der dort wohnenden Götter erklären und ab dato verkündeten sie die ewigen Wahrheiten.

Nicht die Natur aus sich selbst heraus war dafür zuständig, wie das zum Beispiel in der Wildnis bei Antilopen der Fall ist. Sind wir Menschen *mehr* als nur ein Teil der Natur? Immer waren es höhere Wesen und Kräfte, die uns diese nicht selbstverständliche Gnade des Heils erweisen konnten. Diese abgekoppelte Zuständigkeit war noch bis vor kurzer Zeit ein Dogma unserer Zivilisation.

Erst mit der wissenschaftlichen Medizin beginnt sich das allmählich zu verändern. Aber immer noch verfallen wir gerne in eine mystische Vorstellung. Wenn wir die bei uns vorhandene kritische Instanz, (deren Entwicklung lange brauchte) in uns nicht aktivieren und schulen, werden wir bald abhängig sein von logischen Rechnern. Diese lassen sich durch unseren Glauben nicht beeindrucken und ihre Algorithmen akzeptieren keine Fehler.

Dann wird man uns unsere Entscheidungen wie selbstverständlich abnehmen und wir werden uns danach fügen. Also ist es empfehlenswert, das eigene Gehirn zu benutzen, solange es noch geht. Sollten wir uns wirklich darüber freuen, wenn uns Maschinen mehr und mehr in unserer Denkrichtung bestätigen und wir nur noch angeboten bekommen, was wir »liken«? Ist diese Manipulation das Paradies?

Schulen Sie bitte Ihre Kritikfähigkeit. Glauben Sie nicht so ohne weiteres dem Mainstream. Alle Informationen, die wir bekommen, sind mehr denn je verdächtig, irgendwelchen Interessen zu dienen. Wenn Sie also möglichst häufig die Frage stellen: »Wem nützt es?« (Bei Cicero: Cui bono – wer profitiert am meisten davon?), dann werden Sie rasch rausfinden, ob Ihre eigenen Interessen gewahrt bleiben. Seit dem Ende des Sowjetimperiums und den darauf folgenden Auswüchsen der hemmungslosen, neoliberalen Einstellung in der westlichen Welt, sinkt das Moralverhalten mehr und mehr. Eine Sonderstellung nimmt die chinesische Denkweise ein, die nach alter taoistischen Tradition und Weisheit die Gesellschaft vor den Einzelnen stellt. Wie findet man hier einen Kompromiss? Die Lösungsversuche sind interessant, passen aber nicht in unser westliches Denken. Wir sind lieber Individuen und wollen diese Freiheit auch ausleben.

Folgen Sie der Spur des Geldes

Manch einer versucht heutzutage so viel Profit zu machen wie möglich, ohne die allgemeinen Folgen in Betracht zu ziehen. Gehen Sie auf die Suche und machen Sie das, was ein Kriminalkommissar machen würde. Folgen Sie den Spuren des Geldes. Dann wissen Sie, wann Sie besonders aufmerksam sein sollten und prüfen Sie, ob Ihre eigenen Interessen auch noch irgendwie berücksichtigt werden. Wie wir später sehen werden, ist es indessen gar nicht so einfach, das herauszufinden.

Ist es nicht verwunderlich, wie viele unterschiedliche Diagnosen es gibt bei den gleichen Beschwerden (oder auch dem gleichen Krankheitsbild)? Sie denken vielleicht, da gebe es schon Unterschiede und daher bräuchten wir auch verschiedene Diagnosen.

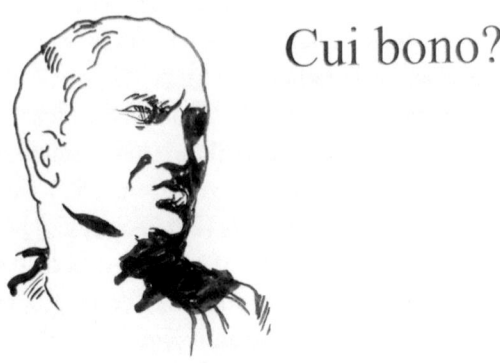

Cui bono?

Wenn Sie aber aus reinem Interesse oder Neugier prüfen wollen, wie gut Ärzte arbeiten (so ähnlich wie man auch Handwerker zum Beispiel anhand einer Waschmaschine prüft, der man vorher einen definierten Schaden eingebaut hat), oder wenn Sie aus reiner Verzweiflung, weil Sie keinen Erfolg sehen, verschiedene Ärzte mit Ihren Schmerzsymptomen konfrontieren, dann werden Sie überrascht sein, wie viele unterschiedliche Diagnosen Ihnen präsentiert werden. Keine Fachdisziplin ist dabei ausgenommen. Wenn Sie darüber hinaus diesen Versuch in verschiedenen Ländern machen, werden Sie sich noch ein wenig mehr wundern. Offensichtlich gibt es recht unterschiedliche Vorstellungen von Krankheitsursachen in den verschiedenen Teilen unseres Planeten.

Völlig gesunde Patienten werden behandelt

Die ETH Zürich hat einen Testpatienten mit völlig gesunden Zähnen zu 180 Zahnärzten geschickt. Das Ergebnis war nicht sehr erbaulich. 50 Zahnärzte wollten bohren und eine Füllung machen. Dabei kamen für ihre Experimente 13 verschiedene Zähne infrage. Man muss offensichtlich schon aufpassen, wem man sich anvertraut. Durchschnittliche Kosten pro Eingriff 535 Franken.

Ein eigentlich vernünftiger Rat wäre in dieser Situation, eine Zweitmeinung einzuholen. Aber wenn sich die Mehrzahl der Leistungsanbieter einig ist zu mogeln und ihren eigenen Vorteil mehr im Auge hat als die Verpflichtung und das Privileg, der Allgemeinheit zu dienen, kann das auch nicht zu einem befriedigenden Ergebnis führen. Sind wir dem System und seiner Willkür wirklich hoffnungslos ausgeliefert?

Eigentlich kann das doch gar nicht sein. Gibt es so viele verschiedene Meinungen? Kann man so unterschiedlicher Auffassungen sein? Ist das Unkenntnis oder lediglich Ansichtssache? Wir wollen mal annehmen, dass pekuniäre Interessen nicht infrage kommen. Kann es an der unterschiedlichen Ausbildung liegen?

Da kommen wir möglicherweise der Sache schon näher, denn ein praktischer Arzt hat natürlich einen ganz anderen Blickwinkel als ein internistisch ausgebildeter Rheumatologe oder ein Arzt, der nur operiert. Interessant ist natürlich auch die Vernetzung. Mit wem arbeitet welcher Arzt zusammen? Daraus folgen unterschiedliche Laboruntersuchungen, Röntgenbilder oder die Interpretationen von Computertomographien. Es ist offensichtlich, jeder will das Maximum herausholen. Für wen?

Selbst im Olymp der Medizin ist die reine Lehre und die beste Behandlung für die Patienten nicht mehr selbstverständlich. So wurden z.B. im Mai 2020 im Universitäts-Spital-Zürich Verfahren gegen drei Klinikdirektoren in den Fachbereichen Gynäkologie, Herzchirurgie und Gesichts-, Mund- und Kieferchirurgie eingeleitet.

Der Anspruch auf die beste Behandlung

Hier wird es schwierig. Natürlich liegt der Verdacht nahe, dass Ärzte alles ausnutzen, was möglich ist und was sie sich auch hart erarbeitet haben, dank ihrer amtlich bestätigten Befähigung. Auf der anderen Seite steht der Patient, der Leidende, und der hat Anspruch auf die beste Behandlung, die es gibt. Je mehr Untersuchungen gemacht werden, umso sicherer ist der Befund, denkt er. Er fordert geradezu den Einsatz der modernsten und teuersten Geräte. Ob diese überhaupt eine Aussage machen können, weiß er nicht, aber er glaubt in der Regel, große, teure Geräte können besser knifflige Fragen beantworten. Tatsächlich ist es so, dass jedes Gerät seine Stärken und Schwächen hat und bestimmte Fragen auch nur mit ausgewählten Geräten beantwortet werden können. Die *Methode* spielt hier eine Rolle und nicht die Technik oder der Preis.

Als Vorbild könnte die objektive Sicht eines forensischen Pathologen dienen, wie er uns in unserem wöchentlichen Fernsehkrimi als unaufgeregte Randfigur begegnet. Nur der Wahrheit und Aufklärung verpflichtet, macht er kompromisslos seine Untersuchungen. Ob es kompliziert ist oder teuer spielt keine Rolle. Die Gerichtsmedizin ist keinem Rechenschaft schuldig, wird weder gelobt noch getadelt und hat nur ein Ziel, objektive Daten zur Verfügung zu stellen. Wie diese dann am Schluss interpretiert werden und welche Folgen für die Gesellschaft daraus resultieren, das ist die Aufgabe des Ermittlungsteams und der Gerichte.

Aber das Drängen nach der besten Medizin hat einen Haken. Je mehr Untersuchungen gemacht werden, desto schwerwiegender und folgenreicher wird auch die Diagnose. D.h. die Eingriffe werden komplizierter und auch gefährlicher. Sonst würde man nicht so viel Brimborium darum machen. Der Ausgang ist ungewiss und kann durchaus zu weiteren Komplikationen führen. Hier ist die Entscheidung nicht ganz einfach und häufig deswegen auch eine Sache des Temperaments.

Die Vorstellung einer Erkrankung bestimmt die Ursache

Die Ursachen von Krankheiten werden immer wieder falsch eingeschätzt und dadurch kommt es zu Fehlbehandlungen. Das behindert den Fortschritt oder verzögert ihn zumindest.

Sind dann alle Diagnosen richtig? Sie sind nicht richtig oder falsch, sondern sie entsprechen jeweils einer allgemein anerkannten Vorstellung. Eine der Hauptfragen ist immer dieselbe: wo kommt die Erkrankung her, was hat sie ausgelöst?

> *In den letzten 1.000 Jahren war das Verhältnis*
> *zwischen richtiger und falscher Annahme ca. 1:8 in Europa.*
> *Man lag also mehrheitlich daneben.*
> *Das betrifft die Vorstellung nach der Ursache*

Ob eine Erklärung stimmt, kann man nicht wissen, sondern nur allgemein annehmen. In der Mehrzahl wird also irgendeine Ursache *vermutet*. Daraus leitet man dann folgerichtig ein Therapieverhalten ab. Das Problem hierbei ist, wenn man die letzten 1.000 Jahre Medizingeschichte Revue passieren lässt, dass es nur ganz wenige Ausnahmen gibt, bei denen die Ursachen von Anfang an richtig eingeschätzt wurden. Manchmal hat die Therapie trotz der falschen Vorstellung der Ursachen geholfen, in den meisten Fällen aber nicht. Wie lange es jeweils dauerte, bis die alten Vorstellungen geändert wurden und welche zusätzlichen Erkenntnisse insgesamt zu einem erweiterten Bewusstsein der Medizin geführt haben, ist ganz unterschiedlich. Es ist immer alles im Wandel. Aber die alten Vorstellungen und Thesen bleiben in unseren Köpfen jeweils noch ziemlich lange hängen. Die Frage ist, können wir uns das in Zukunft auch noch leisten?

Solange jeder kleine Volksstamm seine eigenen Vorstellungen aus seiner eigenen Vergangenheit ableitete, solange in jeder Ecke der Welt, abgetrennt von anderen, absurde Meinungen herrschten, betrifft uns das nicht alle. Der Schaden ist deswegen klein, begrenzt und überschaubar. Überdies brauchten wir diese ganzen Versuche für unsere gemeinsame Entwicklung als Menschen. In einer sehr geschrumpften Welt, in der Nachrichten in weniger als Sekunden um den ganzen Erdball gehen und in der massenhaft intelligente Gehirne vorhanden sind, kann man sich dieses Verhalten eigentlich nicht mehr leisten. Trotzdem beharren auch heute noch die vorhandenen Machtstrukturen darauf, möglichst lange den Status Quo zu erhalten, zu ihrem eigenen Vorteil und zu wessen Nachteil?

Historische Fälle

Wir wundern uns oder lachen sogar darüber, wie sich unsere Vorfahren die letzten 2000 Jahre verhalten haben, beziehungsweise welchen (Irr)-Glauben sie als wahr empfanden.

Drei verheerende Plagen beschäftigten die Menschen seit alters her, Aussatz (Miselsucht), Pest und Pocken. Wenn man Dinge nicht erklären konnte, so wurde sehr schnell der Teufel dafür verantwortlich gemacht. Der musste bekämpft und ausgetrieben werden. Jeder konnte zeitweise vom Teufel besessen sein, aber in jener Epoche waren psychische Erkrankungen den Menschen besonders unheimlich. Mit grausamen, bisweilen bestialischen Methoden wurde hier vorgegangen, eigentlich durchgehend noch bis in die heutige Zeit. Es gab eine Periode, da fiel den besten Ärzten nichts Weiteres ein, als so lange Blut abzuzapfen, also einen Aderlass zu machen, bis der Patient daran starb. Berühmtestes Opfer war wohl der erste Präsident der Vereinigten Staaten, George Washington. »Üble Säfte« und »verdorbene Luft« vernebelten offensichtlich mehrere Jahrhunderte die Gehirne. Wir nennen das heute Aberglauben.

Und so wundern wir uns über die ungewöhnlichen Heilmittel wie z.B. getrocknete Hirnschalen, Rabeneier, Wolfsherzen und Wieselblut. Je widerlicher oder teurer eine Medizin war, umso mehr versprach sie zu wirken. So half gegen die Gicht angeblich nur ein Heilpflaster aus Ziegenmist, Rosmarin und Honig. Bei Wurmbefall empfahl man den Verzehr von Ruß aus dem Schornstein, die Verwendung von Asche verbrannter Schuhsohlen, von Harn, Rinderkot und von gedörrten Garten- und Feldwürmern. Es waren unerklärliche Erkrankungen, die man da behandelte, wie Schlaganfall, Lähmungen, Tollwut und Herzinfarkt. Sie gaben ein bestimmtes Bild ab und entsprechend musste ein Gegenmittel gefunden werden. Für uns sieht es jetzt aus, wie wenn dort hilflos Symptome behandelt worden wären. Aber sind wir heute sehr viel schlauer? Wir bilden uns ein, mehr zu wissen. Sicher, durch anatomisches Zerlegen und mikroskopisches Beurteilen wissen wir mehr über Strukturen. Danach erklären wir die Symptome. Das wirkliche Wesen der Krankheit können wir dadurch nicht erfassen.

Zum Beispiel stehen wir heute allen zunehmend im Alter vorkommenden Erkrankungen genauso hilflos gegenüber. Wir haben keine Ahnung, was wir machen sollen bei Multipler Sklerose, Alzheimer, Krebs oder Parkinson. Behandeln wir da nicht auch nur Symptome? Sind das alles nur verschiedene Ausdrucksformen desselben Phänomens, die eine gemeinsame Ursache haben? Liegen wir dann nicht völlig daneben mit unseren bescheidenen Therapieansätzen, die im Grunde nicht helfen? Wir werden sehen. Die Forschung arbeitet mit Hochdruck an einer Lösung (oder mehrerer).

Die Choleraepidemie 1853 in London

Vor noch gar nicht so langer Zeit, nämlich im Jahre 1853, nach der größten, der drei kurz nacheinander aufgetretenen Choleraepidemien mit über 30.000 Toten, wurde in der damals größten Stadt der Welt, in London, intensiv nach der Ursache dieser vernichtenden Seuche gesucht. Die vorherrschende offizielle Meinung der medizinischen Gesellschaft war, es handele sich um ein »Miasma« (den großen Gestank – kennt keiner heute mehr), also um »giftige Gase«, die die ganze Stadt in eine stinkende Kloake verwandelt hatten. Obwohl der Arzt John Snow den Zusammenhang zwischen verseuchtem Trinkwasser und der Krankheit beschrieben hatte, fand er bei den Verantwortlichen kein Gehör.

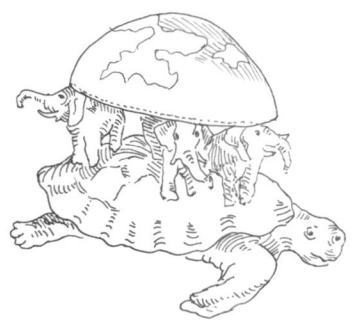

Es war ein Ingenieur, der dem immer wieder auftretenden Todeskreis der Epidemie ein Ende setzte. Weil der Gestank so unerträglich war, dass den Abgeordneten der Weg mitten durch die Stadt zum Parlamentsgebäude in Westminster nicht mehr zugemutet werden konnte, wurde beschlossen und genehmigt, von eben diesem Parlament, die bis dahin offene, oberflächlich verlaufene Kloake unter die Erde zu legen. Das Ergebnis: ein modernes, heute noch funktionierendes Abwasser- und Kanalsystem unter der Erde. Damit wurde dem Spuk rasch ein Ende bereitet. Die Ratten verschwanden und die Cholera auch. Medizinische Weisheit war da nicht beteiligt.

Hier sei vom Chronisten ein schwer verständliches Phänomen angemerkt, nämlich das Vergessen von schon lange vorhandenem Wissen, wie es offensichtlich nicht nur in London geschehen ist. Seit der ersten dauerhaften Besiedlung, also vor ca. 14.500 Jahren, wussten deren Bewohner, dass Ratten, die sich über ihre Abfälle her machten, unangenehme Krankheiten auslösen konnten. Das war wohl auch der Grund, warum Menschen begannen Haustiere zu halten. Sie sollten die ungebetenen und gefährlichen Eindringlinge fern halten.

Hier also ein weiteres Beispiel, wie verbogene Vorstellungen und engstirnige Glaubensgrundsätze (meistens von Religionen) einen Rückschritt bedeuten können und viel Leid mit sich bringen. Haben wir diese Haltung in unserer wissenschaftlichen Ära wirklich schon überwunden?

Ignaz Semmelweis, der Retter der Mütter

Eine ähnliche Geschichte aus derselben Zeit rankt sich um den Wiener Chirurgen und Geburtshelfer Ignaz Semmelweis, der tausende von Frauen vor dem Tod durch Kindbettfieber bewahrt hat (»Retter der Mütter«). Ihm war aufgefallen, dass die Müttersterblichkeit bei den Frauen, die in der Universitätsklinik zu Wien entbunden hatten und von Studenten untersucht worden waren, die vorher Leichen seziert hatten, viel höher war als bei den Frauen, die in einer normalen Klinik allein mit Hebammen ihr Kind zur

Welt gebracht hatten. Verständlicherweise wollte nun keine Frau mehr in der Universitätsklinik entbinden. Der Tatbestand war offensichtlich und wird heute stolz als der Beginn einer »evidenzbasierten Medizin« bezeichnet. Trotzdem wurde der »evidente« Beweis von der Leitung der Universität nicht akzeptiert und die Behauptung von Semmelweis als »spekulativer Unsinn« abgelehnt. Semmelweis wurde praktisch rausgeschmissen. Er arbeitete dann weiter als Arzt in Budapest und starb später als gebrochener Mann in einer psychiatrischen Klinik. Na ja, wenigstens hat die Universität in Budapest seinen Namen bekommen.

Evidenzbasiert heißt erst einmal, man verabschiedet sich von seinen alten Vorstellungen. Es geht nicht mehr darum, etwas zu beweisen, was man glaubt, richtig zu sein. Auch der Charme der Logik kann keine Richtschnur sein. Das einzige was zählt, ist der reproduzierbare Vergleich. Ist die eine Methode erfolgreicher oder ist es die andere unter den gleichen Bedingungen? Eigentlich sollte das der Wissenschaft höchstes Ziel sein (soweit wir keine bessere Methode finden). Aber immer noch spielen die Interessen der Vorteilnehmer eine Rolle und so kommen wir zum traurigen Schluss, wir müssen selbst als Patienten den Vergleich anstellen und herausfinden, welche Methode sinnvoller ist, welcher Weg zu uns passt und mit welchem Lösungsansatz statistisch gesehen wir mehr Erfolg erwarten können. Dabei ist es auch wichtig, die Nebenwirkungen und Spätfolgen zu vergleichen.

Helicobacter pylori

Wer jetzt denkt, das kann heute nicht mehr passieren, schließlich sind wir ja kritischer und aufgeklärter, der erinnere sich an das noch vor 40 Jahren unbekannte Stäbchen-Bakterium Helicobacter pylori, Ursache von Magenentzündung, Magengeschwür und Magenkarzinom. Barry Marshall, ein australischer Arzt, entdeckte 1982 den Zusammenhang. Die immer wieder geäußerte Kritik an seiner Theorie, im sauren Milieu des Magens könnten Bakterien nicht überleben, widerlegte er in einem Selbstversuch. Er wurde trotzdem nicht anerkannt, und noch jahrelang wurde bei 100.000en von Patienten Teile ihres Darmes entfernt bis ihm im Jahre 2005 der Nobelpreis für Medizin überreicht wurde. Von da an wurde die übliche Standardtherapie mit den unsinnigen Operationen von betroffenen Patienten nicht mehr akzeptiert. Sie nahmen stattdessen lieber ein paar Tage ein Antibiotikum. Die Chirurgen sind nicht Pleite gegangen. Sie haben andere Arbeitsgebiete gefunden.

Die Liste dieser Vorkommnisse ließe sich beliebig verlängern.

Total daneben

Bei diesen Beispielen handelt es sich nicht um Erkrankungen oder die Vorstellung von Erkrankung, bei denen man auf dem richtigen Wege war und mit verbesserten wissenschaftlichen Methoden dann auch die Therapie einfacher und sicherer wurde. Man war ganz einfach auf dem Holzweg. Man lag total daneben! Trotz offensichtlicher Fakten! Diese hatte man schlichtweg nicht erkannt und wollte sie wohl auch manchmal nicht erkennen. Früher war die Allgemeinbildung wesentlich schlechter, und man hatte vor allen Dingen nicht die Möglichkeiten sich universell zu informieren. Man war angewiesen auf Fachblätter, die kein Laie verstehen konnte, weil sie in einem unverständlichen Kauderwelsch geschrieben wurden. Ist das heute wirklich anders? Heute kann sich wohl kaum jemand vorstellen, dass die so teure Medizin und die so hervorragenden, wissenschaftlichen Ergebnisse für den Normalsterblichen, etwa bei einfachen Ischias Beschwerden, keine Relevanz haben.

Bei Unfällen und Sportverletzung gibt es keinen Zweifel, die Methoden und Ergebnisse sind brillant. So prangen in den Fachabteilungen der großen, international bekannten Krankenhäuser Bilder an den Wänden von namhaften Sportlern, die jährlich Millionen verdienen und vom Publikum allgemein bewundert werden. Sie lächeln und bedanken sich bei ihrem Retter. Und Sie, Durchschnitts-Bürger und normaler Mensch, Sie haben dieselben Möglichkeiten und werden genauso gut behandelt. Ist das die »Message«?

Der kleine, aber feine Unterschied liegt lediglich darin, dass bei den Berühmtheiten eine mehr oder minder dramatische Verletzung im Spiel war. Diese zu behandeln und zu reparieren ist wirklich eine hohe Kunst. Sie wird immer weiterentwickelt und erfreut sich zahlreicher, wirklich sensationeller Ideen. Ein wirklicher Fortschritt.

Bei chronischen Erkrankungen liegen die Dinge jedoch komplett anders, wie wir gleich sehen werden.

Kapitel 4

Sein Name sei Ischias

Jedes Kind braucht seinen Namen, einen möglichst einfachen, der aber doch vielleicht ein wenig geheimnisvoll sein soll.

Unsere Schmerzen können natürlich überall im Körper auftreten. Am häufigsten allerdings äußern sich die Schmerzen im Bereich zwischen dem zwölften Brustwirbel und dem Hüftgelenk. Das entspricht nicht zufällig dem Verlauf und dem unmittelbaren Einflussbereich der tiefen, inneren Lendenmuskeln (Psoas-Muskulatur). Verstehen kann man diese Gegend als einen weit verzweigen Rangierbahnhof, der die großen beweglichen Kräfte der Beine auf den eher starren und unbeweglichen oberen Teil des Körpers übertragen muss. Entsprechend viele Möglichkeiten und Wege gibt es, die je nach Gewicht und Belastung ihren Weg nach oben nehmen.

Die Beschwerden in diesem Bereich werden von den Betroffenen ziemlich ähnlich beschrieben. Der Volksmund kennt dafür einen Sammelbegriff: Ischias.

An diesem Symptomenbild wollen wir exemplarisch verfolgen, wie unterschiedlich die Ursachen eingeschätzt werden können und welche Therapien letztlich gewählt werden.

Die bekannten Symptome des Ischias

- Schmerzen
- Die Beweglichkeit ist stark eingeschränkt
- Bei typischer Schonhaltung sind Bein, Hüfte und Knie angewinkelt
- Der Schmerz wird stärker, wenn ein Bein ausgestreckt wird oder der Fuß angehoben
- Meist ist nur eine Gesäßhälfte oder ein Bein betroffen
- Kribbeln, Taubheitsgefühl und Lähmungserscheinung in einem Bein

Soweit die Symptome. Nicht alle aufgeführten Beschwerden sind gleichzeitig in jedem Fall vorhanden. Natürlich kann die Seite wechseln und manchmal ist das Gehirn (!) auch nicht so gnädig, sich nur auf einer Seite mit Schmerzen bemerkbar zu machen. Der doppelseitige Schmerz wird dementsprechend als viel dramatischer wahrgenommen. Bei etwa einem Drittel der Betroffenen gibt es zusätzlich die ausstrahlenden Schmerzen ins Bein.

Hier eine der vielen Definitionen des Ischiasschmerzes aus dem Internet als Zitat:

>*Der Ischiasschmerz ist ein Nervenschmerz (Neuralgie), der durch eine Schädigung des Ischiasnervs (Nervus ischiaticus) bedingt ist. Ischiasschmerzen entstehen vor allem dadurch, dass der Ischiasnerv im Bereich zwischen dem vierten Lendenwirbel (L4 = Lumbalwirbel vier) und dem zweiten Kreuzbeinwirbel (S2 = Sakralwirbel zwei) der Wirbelsäule eingeklemmt ist. Eine mögliche Ursache für Ischias ist beispielsweise ein Bandscheibenvorfall.*«*

Das ist doch eine ziemlich klare Aussage. Aber ist sie tatsächlich richtig?

Die chirurgischen (orthopädischen) Diagnosen

- Bandscheibenvorfall, Bandscheibenprolaps (BSP), Diskushernie, Diskusprolaps, Bandscheibenvorwölbung (Protrusion)
- Degenerative Verengung des Wirbelkanals (Spinalkanalstenose, Einengung des Spinalkanals)
- Arthrotische Erkrankungen der Wirbelgelenke, degenerative Veränderung (Spondylarthrose)
- Wirbelgleiten (Spondylolisthesis)
- Sequester (abgestorbenes Gewebsstück, das auf Nerven drückt, z.B. bei einer Knochenmarksentzündung)
- Verschiebung oder Entzündung des Iliosakralgelenks (ISG)
- Eingeklemmter Ischiasnerv

Wie erwartet, haben alle diese Diagnosen irgendwie mit Knochen zu tun. Mit Knochen, mit Gelenken oder mit knorpeligen Zwischenscheiben. (Alles kann auf Nerven drücken und Schmerzen oder Lähmungen hervorrufen, kommt aber tatsächlich nur in wenigen Fällen vor).

Das Problem an der Sache ist nur, wie finde ich die passende Diagnose, wenn die Schmerzen immer gleich beschrieben werden? Warum entscheide ich mich für diese eine Diagnose und nicht für eine andere? Wenn das so einfach wäre! Doch es gibt ja die großen Geräte, die durch den Körper hindurchsehen können und die mir genau zeigen, wo die Fehler liegen. Oder etwa nicht?

Hier stoßen wir auf eine weitere, fast unüberwindliche Schwierigkeit. Wenn ich nur die Bilder der großen Geräte ansehe, ohne die Beschwerden zu kennen, finde ich überall im Körper Abnormitäten. Zu viel oder zu wenig Knochen, verdicktes oder zu schmales Gewebe, Abstände, die zu gering oder zu weit sind, verschobene Strukturen, abgerissene Knochenteile, verknöcherte Sehnen und so vieles mehr.

Vieles ist nicht in Ordnung, wenn wir nur Strukturen als Maßstab nehmen und die Funktion gar nicht in Betracht ziehen.

Die Wahl des Arztes entscheidet die Diagnose

Intuitiv sucht der Patient den Arzt auf, der zu ihm passt. Ärzte müssen eine gewisse Arroganz und konservatives Verhalten wohl beibehalten, um Kompetenz auszustrahlen und sicher zu wirken. Außerdem sind sie aufgrund von Erziehung und Geschichte nicht sehr wandlungsfähig. Medizin (wie auch Theologie und Juristerei) war schon immer ein äußerst konservatives (und lukratives) Fach. Mit dem prinzipiellen Wandel einer Einstellung hat man sich immer schwergetan.

Wenn man sich den Stammbaum der wichtigen Ordinarien und Lehrer eines medizinischen Faches ansieht, findet man häufig nur einen Ursprung, den Gründervater, der Denken und Lehre bestimmt und maßgeblich auf Generationen der breiten Medizinermasse Einfluss hat und ihr Handeln lenkt. Hier haben wir offensichtlich ein gewisses Inzuchtverhalten, das durch die automatische Gleichschaltung eine abweichende Vorstellung nur schwer toleriert (z.B. im deutschen Sprachraum).

Umso erstaunlicher ist es, bei gleich ausgebildeten Ärzten so viele unterschiedliche Diagnosen bei denselben Symptomen zu finden. Offensichtlich ist man sich doch nicht einig, oder gibt es tatsächlich so viele Möglichkeiten einer Deutung? Nicht ganz beruhigend für einen aufgeregten Patienten, der schließlich die Wahrheit wissen möchte und natürlich nach der besten Behandlung strebt. Aber was ist die Wahrheit? Welche Diagnose ist die richtige?

«Das müssen Sie selbst beurteilen und entscheiden».

Ist diese, meine Aussage nicht ungeheuerlich? Sie selber müssen das beurteilen? Es kommt nämlich darauf an, was für ein Fachgebiet in der Medizin Sie erwischen oder gewählt haben und für welche Lösung Sie sich persönlich begeistern, welche Ärzte Ihnen vertraut sind, welcher Freund welche Erfahrungen gemacht hat, was die Mehrzahl Ihrer Umgebung denkt. Danach werden Sie entscheiden. Ihnen mögen die vielen verschiedenen Diagnosen bei gleichen Symptomen auch merkwürdig vorkommen, aber Sie denken, es gäbe vielleicht doch Unterschiede. Bis zu meiner persönlichen Erkenntnis, dass alle Diagnosen auf einer einseitigen (falschen) Annahme beruhen, dachte ich genauso.

Die Chirurgie prescht vor

Ausschlaggebend für die ungeheuer rasche Ausbreitung der Chirurgie war die Entwicklung des vorigen Jahrhunderts. Kriege haben immer eine akzelerierende Wirkung in eine besondere Richtung. Die letzten 150 Jahre mit den zwei Weltkriegen als Höhepunkte hat unter anderem die rasante Entwicklung im Bereich von Chemie, Atombomben und Raketen nach vorne getrieben. Aber auf den Schlachtfeldern wurden auch ganze Armeen von Soldaten verletzt und verstümmelt und als ein Novum der modernen Kriegsführung wurde auch die Zivilbevölkerung nicht verschont. Eine Folge davon waren die rasante Entwicklung und Verbreitung von Penizillin. Der Bedarf war riesig und rettete Millionen das Leben, denn bevor dieses Medikament bekannt war, konnte jeder kleine, infizierte Kratzer tödlich sein. Man brauchte jetzt aber auch immer mehr Knochen- und Amputationsspezialisten, weil doch viele Verletzte überlebten. Die Folge war die Erfindung von raffinierten, immer perfekteren Operationstechniken (Sauerbruch).

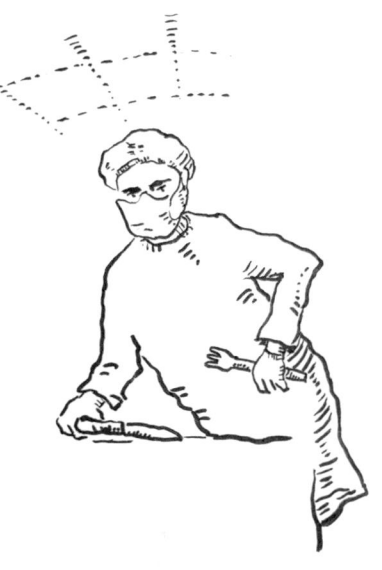

Dieser Vorsprung der Chirurgie innerhalb der Medizin, ihre Bedeutung (Wert), und ihr Ansehen haben sich bis heute erhalten. Mit der Entwicklung von dazu passenden modernen, hochtechnischen Diagnosegeräten wird weiter ihre Macht und Glaubwürdigkeit verstärkt. Wer will gegen dieses Bollwerk anrennen? Die anderen Fachdisziplinen, so kommt es einem vor, sind dazu verdammt, diese mächtige, kostspielige Maschinerie zu füttern.

Den übrigen Ärzten ist lediglich übriggeblieben, als Erfüllungsgehilfen dem Mainstream zu folgen. Nur die Internisten ließ man gnädig über die unterschiedlichen Formen der rheumatischen Erkrankung philosophieren und gestattete ihnen, Medikamente auszuprobieren.

Diagnose mal mit Schmerz, mal ohne Schmerz

Aber diese Strukturfehler treten im Körper undankbarerweise ohne eine Gesetzmäßigkeit auf. Einmal verursachen sie große Schmerzen. Aber sehr oft findet man auch sehr erhebliche pathologische Veränderungen vor allen Dingen an Knochen und Gelenken, ohne dass sich irgendwelche Schmerzen bemerkbar machen. Das kompliziert die Sache. Ein Beispiel: In meiner Praxis ist ein älterer Mann, bei dem sechs Wirbelkörper eingebrochen sind.

Er fühlt sich wohl, hat keine Schmerzen und ist ausgesprochen beweglich. Hier gibt es keinen Grund, irgendetwas zu unternehmen. Wir wissen ja inzwischen, es sind nicht allein die Knochen, die unsere Stabilität garantieren, sondern die Faszien, ein Muskel-Sehnen-Knochen-System.

Abnormitäten findet man überall im Körper. Jedoch keiner kann auf den Bildern sehen, ob mit der festgestellten »Abnormität« auch Schmerzen verbunden sind. Offensichtlich gibt es mehrere Möglichkeiten von Strukturen, die der Körper durchaus akzeptiert und die nicht unbedingt als pathologisch und behandlungsbedürftig anzusehen sind.

> *Alle diese bildgebenden Verfahren haben uns dazu verführt,*
> *die Struktur vor die Funktion zu setzen*

Als wichtig wird gewertet, wie das Gewebe aussieht und wie weit die Abweichung dem Ideal entspricht. Die Frage nach der Funktion wird keinem dieser hochkarätigen Geräte gestellt. Sie könnte auch nicht beantwortet werden.

Das Problem ist, ob etwas funktioniert oder noch lebt, kann man mit statischen Mitteln, also stehenden Bildern gar nicht darstellen. Dafür braucht es Bewegungen. Aber diese Bewegungen sind extrem schwer zu interpretieren, und erst recht zu bewerten. Denn jede Millisekunde wird eine andere Frage aufkommen und die endgültige Interpretation wird darüber hinaus sehr subjektiv sein.

Das liegt daran, dass bei jeder normalen Bewegung im Körper mindestens 100 Gelenke gleichzeitig in Aktion treten und damit die Hebel (Knochen) verändern. Natürlich könnte ein Supercomputer alles das genau berechnen, aber das würde in einem lebenden System, einem individuellen Körper sehr wenig nützen, weil die entsprechenden internen Muskelprogramme, die Vorstellungen des Gehirns, die spontanen Vorlieben und Entscheidungen des Individuums, die dummen Angewohnheiten, aber auch seine möglichen Schmerzen und seine lästigen Ticks unmöglich erfasst werden können (und wenn, dann wären wir endgültig Roboter).

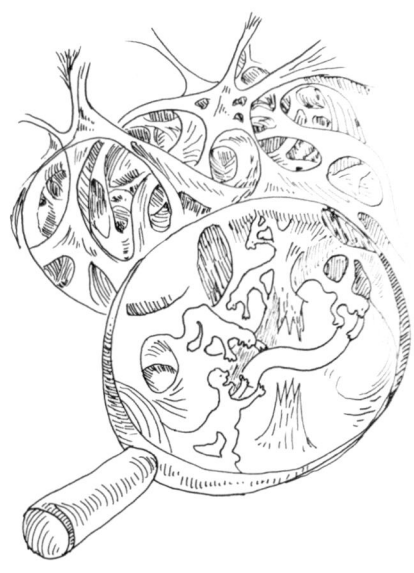

Das Resümee daraus ist: nur wenn Schmerzen und sichtbare Veränderungen zusammenfallen, nur dann kann man unter Umständen die Diagnose nehmen, die uns das Bild anbietet. Das führt uns aber zu einem weiteren Problem.

Der Schmerz ist also wichtiger, denn ohne diesen Schmerz wäre das Bild ja gar nicht entstanden.

Niemand hätte nach einer Veränderung im Knochenbereich gesucht. Aber jetzt wird es richtig peinlich. In vielen Fällen (eigentlich regelmäßig in jungen Jahren) wird man gar keine Veränderung im Bild finden können, wo der Schmerz ist, weil sich eben in so kurzer Zeit noch gar nichts verändern konnte. Aber der Schmerz ist doch da! Was soll man jetzt machen und wonach soll man sich richten? Ist diese Zwickmühle lösbar? Oder ist etwas nach den Gesetzen der Logik falsch, brutal falsch!! – Nein, bis jetzt ist alles logisch.

Das zwingt uns automatisch weiter, dem Schmerz zu folgen. Wo kommt der her, wenn nicht von irgendwelchen Muskeln oder Gelenken? Wie kommt der Schmerz dahin, wo's wehtut, wenn da gar nichts ist, was wehtun kann? Oder ist es gar so, dass der Schmerz schon aus der Gegend kommt, wo wir ihn auch spüren, aber wir uns einfach schwertun etwas zu finden, was irgendwie pathologisch sein könnte?

Nein, so einsam und verlassen stehen wir nicht im Wald. Jeder kann schon von weitem erkennen, wenn jemand Schmerzen hat, allein dadurch, dass er sich nicht mehr richtig bewegen kann. Meistens hat er zudem noch eine schmerzhaft verspannte Figur. Die Verspannungen kann man auch gut tasten, nicht sehr genau, denn überall in der Region spürt man verkrampfte Härte in der Muskulatur. Aber es ist schon seltsam, wie unzuverlässig der Schmerz ist. Einmal erscheint er unerträglich und dann ist er nur eine Stunde später gar nicht mehr vorhanden.

Eine kurze Erklärung. Immer wenn das Gehirn der Meinung ist, irgendetwas sei nicht in Ordnung und die jetzige Haltungsposition könnte irgendeinen Teil des Körpers schädigen, setzt es eine Schmerzprojektion in die Gegend der Stelle, die am meisten gefährdet ist, üblicherweise ein Gelenk.

Ein einfacher Selbstversuch

Was meinen Sie, wie lange können Sie auf einer Hand sitzen bleiben? Nehmen Sie einmal Ihre linke Hand und setzen sich mit Ihrem linken Sitzbeinhöcker darauf. Probieren Sie es aus! Am Anfang werden Sie nicht viel merken. Wahrscheinlich wird es ein wenig unbequem sein, weil Sie die Finger nicht ganz durchstrecken können. Aber nach 5 Minuten fangen die Schmerzen an, erst in den Fingern, dann im Handgelenk. Alles erträglich. Aber dann geht es im Unterarm los und wenn Sie immer noch nicht Ihre Hand befreit haben, wird auch die Schulter bald anfangen zu schmerzen. Die Qual wird größer und irgendwann ist es soweit, dass Sie alles dafür geben würden, nur endlich erlöst zu werden.

Was haben Sie jetzt erlebt? Die zunehmende Unbeweglichkeit hat zu einer Minderversorgung des Gewebes geführt (Blut, Sauerstoff, Abtransport). Die Muskeln konnten ihre Pumpfunktion nicht mehr erfüllen. Das wiederum hat der »Wächter« in Ihrem Gehirn registriert und er drängelt jetzt zunehmend darauf, eine Lösung zu finden, endlich die Situation zu verändern. Langsam wird es ungemütlich.

Wenn die anfangs sanften Mahnungen, die Haltung zu verändern, keinen Erfolg haben (nach zwei Minuten), wird der »Wächter« lauter sprechen oder sogar schreien (nach 20 Minuten). So ist der Verlauf Ihrer Schmerzen. Das ist bei allen chronischen Schmerzen genauso. Je länger und stärker die Verspannung, umso unangenehmer die Aufforderung, eine Lösung zu finden. Bei unserem kleinen Experiment waren alle beteiligten Teile sowohl vorher als nachher völlig in Ordnung, hoffe ich jedenfalls. Die Schmerzen waren also kein Hinweis »hier ist etwas kaputt«, sondern lediglich ein Zeichen für eine mehr oder weniger lange und intensive Verklemmung des Gewebes.

Daraus ergibt sich quasi die Forderung: »Suche die Verspannung und löse sie, sonst wirst du selbst nicht erlöst«.

Und genau das findet statt, wenn Sie Rückenschmerzen oder andere immer wiederkehrende Schmerzen bekommen. Das Gehirn schaltet sich ein, es fordert Sie auf, eine Antwort zu finden, und wenn Sie nicht die richtige Antwort gefunden haben, werden Sie es sofort merken, denn die Schmerzen werden anhalten oder stärker werden. Sollten vorübergehend die Schmerzen abnehmen oder verschwinden, so ist das keine Argumentation dagegen, sondern eine Goodwill Gabe des Gehirns, das Ihnen vorübergehend eine Pause gönnt. Das können wir eigentlich regelmäßig erwarten, wenn wir nichts belasten, wenn wir bequem, unbeweglich im Bett liegen.

Ein pathologischer Befund muss nicht die Ursache sein

Immer, wenn sich jemand entscheidet eine Operation zu wählen, um den Schmerzen zu entfliehen, gilt es also sehr vorsichtig zu sein, auch wenn ein pathologischer Befund zu sehen ist. Sie haben eine Chance! Nutzen Sie diese Möglichkeit. Die Operation läuft Ihnen nicht weg. Versuchen Sie es doch erst einmal mit Entspannung. Zweifellos ist das ziemlich schwer, wenn man irrsinnige Schmerzen hat und sich in einer Notsituation befindet. Jetzt wieder von vorne anzufangen mit einer neuen Versprechung und zu warten bis es besser wird oder nicht, das ist wirklich nicht leicht. Wann immer Sie aber die Option haben, erst Ihre Verspannungen zu lösen, sollten Sie das versuchen.

> *Vor der Entscheidung zur Operation: Gewebe entspannen!*
> *Das ist mein guter Rat.*

Zur Warnung sei hier gleich angemerkt, es geht nicht um irgendwelche Lockerungen oder Entspannung von Gewebe oder Faszien, sondern Sie sollten sich ziemlich exakt an die Anweisungen halten, die in den einzelnen Übungen ausführlich beschrieben sind. Nur dann werden Sie Erfolg haben. Oder natürlich einen *wirklichen* Spezialisten fragen.

Falls Sie sich dennoch aus irgendwelchen Gründen operieren lassen wollen oder müssen, dann stehen Sie wieder vor einer qualvollen Entscheidung: »Welche Operation ist denn nun hier die richtige?« Sie erinnern sich an die Aufzählung der möglichen Diagnosen weiter oben. Wie Sie unschwer bemerkt haben, zieht jede einzelne Diagnose ein vollständig anderes operatives Verfahren nach sich (weil ja auch die gedachte Ursache jeweils eine andere ist).

Welche Operation hat welche Auswirkung?

Was Sie berücksichtigen müssen:
- Sie begegnen *Operateuren* mit unterschiedlicher Ausbildung
- Mit unterschiedlichen *Techniken*
- Die *Zugangswege* sind unterschiedlich (offene OP oder Knopflochoperation)
- Sie werden je nach dem an völlig verschiedenen *Organen* operiert (Knochen, Kapseln, Bänder, Bandscheiben usw.)
- Sie bekommen *Fremdkörper* eingebaut
- In der postoperativen Ruhephase *versteifen* Sie noch mehr

- Es entstehen immer *Narben*, die häufig das Organ zerstören, das zur eigentlichen Stabilität und Kraft beiträgt, nämlich die Faszie. (Die Integrität der Faszie ist enorm wichtig, wird später eingehend beschrieben und erläutert, ist aber vielen Operateuren nicht so wichtig).

Sie werden eine Narkose bekommen, in der sich Ihre Verspannungen sowieso lösen werden und Ihre Schmerzen werden Sie wahrscheinlich los sein. Sie sollten aber damit rechnen, nicht wieder voll beweglich zu werden. Sie müssen sich darauf einstellen, nicht mehr alles machen zu können, was Sie ein Jahr vorher gewohnt waren. (Sport usw.) Eine zwangsverordnete Ruhigstellung! Vielleicht wurde Ihrem viel zu hektischen und unausgeglichenen Leben von Ihrem Unterbewussten ein wenig Ruhe verordnet. Kurz: Sie müssen sich daran gewöhnen, abrupt ein wenig älter geworden zu sein, vielleicht auch ein wenig weiser, ausgestattet mit ein wenig mehr Selbsterkenntnis.

Der Einfluss des Medizin-Karussells

Das alles ist nicht wirklich ermutigend. Um es noch einmal zu betonen: es geht nicht darum, die Chirurgie schlecht zu machen. Sie ist eine hervorragende, ausgesprochen moderne und innovative Disziplin. Es sind diejenigen Ärzte, die tatsächlich am härtesten arbeiten, am längsten Dienst machen und in Tag- und Nachtschichten die größten sichtbaren Erfolge unmittelbar in den Augen der Öffentlichkeit nachweisen können. Nicht umsonst werden so viele TV Sendungen über Ärzte oder Kliniken gedreht, immer mit Einblick in den Operationsraum, die sich größter Beliebtheit erfreuen.

Vom Wesen her ist die Chirurgie direkt, schnell und erfolgreich. Lange Zeit zum Überlegen gibt es in deren Alltag eigentlich nicht. Überspitzt kann man sagen,

> *Ein Chirurg ist dazu da, aktuelle Probleme zu beseitigen,*
> *und zwar prompt und effektiv.*

Woher die Probleme kommen und wie lange sie bestehen, ist eigentlich egal. Die schnelle Entscheidung und der sofortige Eingriff sind das, was gefordert wird. Die Patienten werden, wenn überhaupt, einen Tag vorbereitet, dann werden sie operiert und ein paar Tage später wieder entlassen. Keine Zeit, um intensive persönliche Kontakte zu knüpfen. Chirurgen und Orthopäden machen nur das, was sie auf ihrem OP-Plan serviert bekommen. Die Menüauswahl sieht ziemlich eintönig aus. Entweder handelt es sich um Verletzungen (Unfälle, Sportler) oder man sieht schon an der Bewegung und im Röntgenbild spezifische Abnutzungen (Alter). Oder es handelt sich um sonstige, immer wiederkehrende, gleichbleibende pathologische Veränderungen (Fehlstellungen oder Sehnen- und Muskelrisse,).

Doch es gibt ja auch noch andere Ärzte, die nicht in Verdacht stehen, allzu schnell zum Messer zu greifen. Mit einfühlsamer Geduld und wechselnden Therapieansätzen bereiten sie uns auf einen längeren Leidensweg vor. Dabei lernen wir die wirksamsten Medikamente kennen, die leider nur kurzfristig helfen, wenn überhaupt.

Werfen wir noch kurz ein Auge auf den internistischen Blick des Problems. Wie geht man hier vor, warum gibt es auch von dieser Seite keine befriedigende Antwort?

Die internistische Diagnose, Rheuma

Im Gegensatz zu Chirurgen sind Internisten nicht dafür bekannt, sich besonders schnell entscheiden zu können. Es wird viel gezweifelt und überlegt. Es wird diskutiert und probiert. Bei unserem Schmerzproblem hauptsächlich über ein Thema und das heißt »Rheuma«. Genauer gesagt müssen wir über »Krankheiten des rheumatischen Formenkreises« sprechen.

Es gibt nur *eine* Diagnose bei all den verschiedenen Erscheinungsformen: Rheuma. Ist das nur Zufall oder eine bewusste Antipode zu der in der Chirurgie gepflegten »Artenvielfalt«?

Zitat aus Wikipedia:

»Die »Internationale Klassifikation der Krankheiten des Muskel-Skelett-Systems und des Bindegewebes (ICD-10-GM, 2005)« unterscheidet mittlerweile etwa 200 bis 400 einzelne Erkrankungen, welche sich im Beschwerdebild, dem Verlauf und der Prognose sehr unterscheiden. Daher sind die Erkrankungen des rheumatischen Formenkreises kaum zu überblicken und schwierig zu diagnostizieren – »Was man nicht erklären kann, sieht man gern als Rheuma an«…«

Bei diesem Krankheitsbild kann man sicher nicht von einem Mythos sprechen. Dafür ist das Durcheinander viel zu groß und es kann sich auch nicht zu einem einheitlichen Bild verdichten. Diese Einschätzung lässt eher ein gegenteiliges Modell vermuten. Es gleicht vielmehr einem nicht fassbareren Schleier, durch den man nur schemenhaft sieht und der, durch die bestehende Unsicherheit bedingt, zu einer rigiden Teilnahmslosigkeit und Starre verführt. Alles nicht zum Wohle oder Vorteil des leidenden Opfers.

Patienten, die immer wieder periodisch Rückenschmerzen oder Probleme mit dem Kreuz haben, kommen auch mit der Diagnose Rheuma zu mir in die Sprechstunde, wenn man noch keine nennenswerten Veränderungen an Gelenken gefunden hat. Da man sich offensichtlich mit einer eindeutigen Entscheidung schwer tut in der Abteilung Rheumabehandlung und die verschiedensten Ansätze der Therapie mehr oder weniger unbefriedigende Resultate bringen, schlage ich vor, noch einen anderen Aspekt zu betrachten.

Erhöhte Empfindlichkeit des Faszien Systems?

Obwohl ganz unterschiedliche Vorstellungen und Ursachen, ausgedrückt in Diagnosen, die Vielfalt der Krankheiten im internistischen Sinne ausmachen, so ist doch immer die Faszie beteiligt, zu sehen als zusammenhängendes, einheitliches Organ, das den ganzen Körper durchdringt.

Durchgehende Bahnen von Kopf bis Fuß sind regelmäßig sichtbar und spürbar verspannt. Sie lassen sich mit einfachen Mitteln beeinflussen. Üblicherweise mit Druck und Zug von außen. Bei sanftem, senkrechtem Druck, wie bei Massagen kommt man nicht tief genug und bei festem Druck wird die oberflächliche Schicht einseitig zu stark gequetscht. Das ist der Grund, warum Massagen und Physiotherapie weniger helfen, als wir es wünschen. Druck von außen kann nur beschränkt helfen.

Wie Sie schon wissen, ist es eminent wichtig, die unteren, tiefen Schichten in die richtige Richtung zu verschieben bzw. sie gleiten zu lassen. Das geht einfach und effektiv in Richtung der Muskeln oder anders ausgedrückt, entlang der faszialen Belastungsbahnen. Ziel ist, die wie Pinsel verklebten Myofibrillen aufzulockern, geschmeidig zu machen (die haarfeinen, langen Muskelfasern). Entweder lokal oder systemisch. Dazu muss der Patient angeleitet werden. Er kann und sollte es dann aber auch selbst jeden Tag mehrmals, konsequent zu Hause machen. Das ist das Entscheidende. Vielleicht mit einem Partner zusammen, denn mit dessen aktiver Mithilfe geht es deutlich schneller.

Nicht immer lassen sich die eigentlichen Problemherde leicht erreichen. Doch da sie durch die Belastungsstraßen verbunden sind, kann man sie gut ansteuern. Der Vorteil ist, dass sie gleichmäßig das Innere des Körpers beeinflussen. Dafür ist kein Fachmann der Manual Therapie oder eine andere hilfreiche Person nötig, sondern man kann (und muss) es selbst machen. Die Übungen selbst sind einfach. Einzige Bedingung: exakt durchführen (genaue Details im Buch 2 der Schmerztrilogie).

Unsere Haltung ist das Problem

Nun ist es ganz offensichtlich: in unserer modernen zivilisierten Gesellschaft spielen bei jedem Erwachsenen zwei Komponenten mit, die seine Haltung maßgeblich verändern. Keiner in unserer Umgebung ist davon ausgeschlossen.

- 1. Zivilisation, betrifft uns alle: Die Folge ist, wir knicken langsam in unserer Haltung nach vorne ein und haben dann irgendwann Schwierigkeiten unsere aufrechte Positur beizubehalten. Hauptursache dafür ist die überall anzutreffende Sitzhaltung und die damit allmähliche Verkürzung der gesamten vorderen Muskulatur. Da die inneren Spannungszustände durch die Hebelwirkung (wir sind eine aufrecht stehende Säule) von Jahr zu Jahr zunehmen, versteifen die Haupt-Belastungs-Straßen immer mehr und werden lederartig.
- 2. Beruf. Der ist natürlich individuell verschieden: Nicht wenige Arbeitsplätze verlangen Tag für Tag eine monotone, einseitige, abgeknickte Haltung (Büro, Haarstylist, Fließband, Zahnarzt). Hier werden spezifische Belastungsstraßen dauernd und systematisch überstrapaziert und gereizt. Typische Schmerzen sind dann die Folge. Hier gibt es auch wieder die vielen unterschiedlichen Diagnosen mit blumigen Namen. Auch da wird so manch einer Opfer der operierenden Zunft.

Eine andere Möglichkeit lokaler Veränderung sind einzelne, überstrapazierte Muskelgruppen. Meistens sind es kleine Muskeln, die nicht für Dauerstress ausgelegt sind. Sie verkürzen sich einfach. Die Folge: Versteifung und Schmerzen. Manche dieser komischen Veränderungen haben schon eigene Namen (Maushand, Handy-Daumen). Der Oberbegriff heißt RSI (Repetitive Strain Injury), und bedeutet: Verletzung durch immer gleichbleibende Belastung.

Es kann also nicht verwundern, dass bei langen, chronischen Rheumageschichten das Lockern und Verlängern der verhärteten Belastungsstraßen auch zu deutlich weniger Schmerzen führt. Dieser Effekt ist eigentlich naheliegend. Umso verwunderlicher ist es, wie wenig dieser einfache Umstand in der Rheumatherapie beachtet wird.

Würde ich im nächsten Abschnitt weiter gegen die Schulmedizin, bzw. gegen deren institutionellen Auswüchse wettern, sogar Beweise anschleppen, dass Indikationen und Handlungsweisen der Chirurgen neu überdacht werden müssen, ich würde sofort diejenigen auf den Plan rufen, die mir vorhalten würden, ich hätte ja gar keine Ahnung von den Möglichkeiten und

Techniken der verschiedenen Operationen. Die guten Ergebnisse seien doch wohl eindeutig. Ich würde doch nicht glauben, dass honorige Männer und Frauen tagtäglich eingreifende und gefährliche Experimente mit Menschen machen, die sie nicht eindeutig belegen können?

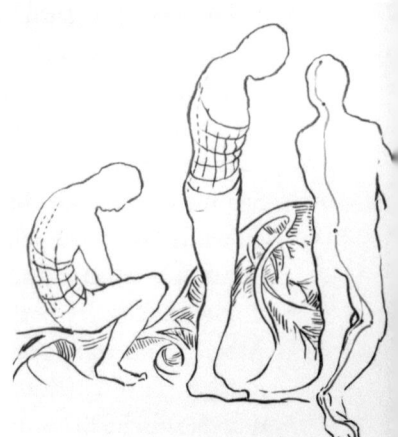

Ich werde mich deswegen zurückhalten und einen Insider zu Worte kommen lassen, einen Fachmann mit ausgezeichneter Reputation.

Insider decken auf

Der Fairness wegen darf nicht unerwähnt bleiben, dass aus den Reihen der Operateure auch immer häufiger kritische Stimmen laut werden, die einen vorsichtigeren Umgang mit Diagnosen und Indikationen empfehlen. Nicht nur deswegen, weil sich inzwischen auch Staatsanwälte eingeschaltet haben, die anhand von statistischen Vergleichen sich wunderen müssen über die massive, prozentuale, jährliche Zunahme von Operationen in ausgewählten Krankenhäusern. Auch Spitäler sind dem Konkurrenzdruck ausgesetzt und müssen rentabel sein. Wen wundert's, dass manch eine Klinikleitung ihr Personal dazu anleitet, mehr Operationen zu machen, um die Betten zu belegen.

Unter dem Titel »Aufs Kreuz gelegt«, mit dem Untertitel: »Warum 80% der Rückenoperationen überflüssig sind«, hat der Präsident der Deutschen Gesellschaft für Wirbelsäulenendoskopie Dr. Martin Marianowicz in einem 157-seitigen Buch beschrieben, was Sie sich übrigens kostenlos aus dem Internet runterladen können. Eine deutliche Kritik und Abrechnung mit der orthopädischen und neurochirurgischen Praxis in Deutschland. Hier einige Zitate, die seine Auffassung belegen.

80 % aller Rückenoperationen sind überflüssig

Zuerst ein Kommentar zu Bandscheibenoperationen. »*Ich behaupte*«, so Marianowicz,

> »*,dass 80 Prozent aller Bandscheibenoperationen unnötig sind und Bandscheibenvorfälle in 90 Prozent aller Fälle von selber abheilen. In meiner Zeit in der Wirbelsäulenchirurgie kursierte unter uns Kollegen deshalb der Witz:* »*Welche Wirbelsäulenklinik hat die besten Behandlungsergebnisse?*« *Antwort:* »*Die mit den längsten Wartezeiten.*««

90 % der Bilddiagnosen sind falsch

Große Unruhe verbreiten immer wieder auch Röntgenbilder, auf denen angeblich eindeutige Befunde zu sehen sind.
Zitat :

> »*90 Prozent Bilddiagnosen, die anhand von Bildern gemacht werden, sind falsch…*«

Bei Bildern geht es ums Interpretieren

Eins sollte jedem klar sein. Auf Bildern kann man immer nur das erkennen, was man sehen möchte. Das war bei den ersten Menschen, die den Sternenhimmel betrachten und darin Figuren erkannten nicht anders als bei uns, die wir heute Aufnahmen mit der modernsten Technik zu deuten haben.

Es geht nicht darum, etwas zu sehen, sondern es geht darum, die Folgen dafür voraus zu sehen. Wenn eine sehr eifrige und motivierte Person etwas sieht, was sie unbedingt sehen möchte, ist das in etwa noch verständlich (zumal, wenn alle anderen Fachleute das auch sehen). Wenn man aber Bilder anfertigen lässt, von denen man von vornherein weiß oder wissen sollte, diese entsprechende Frage kann gar nicht durch diese Bilder beantwortet werden, dann wird es problematisch.

Unsinnige, nichts aussagende Bilder richten Schaden an

Hier wird mit der Angst des Patienten und dem Geld der Allgemeinheit gespielt.

Ein kritisches Zitat:

> *»Die Bandscheibe an sich ist nicht kalkdicht und stellt sich deshalb auf dem Bild gar nicht dar. Knöcherne Veränderungen hat ein Patient mit 35 Jahren in der Regel noch nicht. Auch die Haltung ist ja aufgrund des schmerzenden Rückens in Richtung einer Schon- und Ausweichhaltung verändert. Was also will ich auf so einem Röntgenbild sehen?«*

Offensichtlich sind auch Patienten der Meinung, Kernspin-Tomographen (MRT) seien besonders aussagekräftig, weil besonders innovativ und teuer. Also macht man bei nicht eindeutigem, klarem Befund ein MRT, auch wenn die Fragestellung gar nicht dazu passt.

Immer wieder große Unruhe erzeugen Aufnahmen, auf denen Knochenabbrüche zu sehen sind, so genannte Sequester. Sofort ist man der Überzeugung, es sei etwas Wichtiges zerstört, etwas gebrochen, es sei etwas passiert, was die Funktionen erheblich einschränkt oder verschlechtert. Angst machen ist unredlich.

Das beruhigende Zitat :

> *»Lassen Sie sich als Patient also keine Panik einreden, wenn von einem Sequester die Rede ist, denn gerade die haben konservativ behandelt, mit die besten Prognosen. Im Kernspinbild sieht der Sequester immer schrecklich aus, in drei von vier Fällen ist der Sequester jedoch nach einem halben Jahr konservativer Behandlung deutlich verkleinert und nach einem Jahr schlicht verschwunden, weil der Körper ihn quasi aufgefressen, also verstoffwechselt hat.«*

Veränderungen im Alter sind nicht immer pathologisch. Es kommt auf die Funktion an!

Und noch eine weitere Bemerkung:

»Eindrucksvoll untermauert werden diese Thesen dann mit Kernspin-bildern, auf denen es vielleicht wirklich chaotisch aussieht. Das ist be-sonders bei älteren Menschen häufig der Fall, weil hier 92 Prozent der schmerzfreien Männer und Frauen unter degenerativen Veränderungen der Wirbelsäule leiden und der Rücken im Bild tatsächlich oft wie ein Autofriedhof aussieht.«

Mit dieser Bemerkung versucht ein kompetenter Insider wieder ein bisschen mehr Ethik in das Medizingeschäft zu bringen mit der Aufforderung an Fachleute und Laien, die täglichen Handlungen und Erwartungen häufiger ein wenig kritisch zu überdenken.

Das ist schon eine ganze Menge Kritik und überaus deutlich. Aber be-achten Sie bitte hier schon folgendes: auf den letzten Seiten wurden die innere Haltung und die Verantwortung der Ärzte kritisiert. Dafür, dass es eine Faszie gibt, die eine völlig andere Funktion hat und damit auch ein anderes Denken erforderlich macht, gibt es hier keinen Hinweis. Die alte Vorstellung steht weiterhin. Die für mich fragwürdige Interpretation der Beschwerden an sich folgt immer noch der geltenden chirurgischen, ortho-pädischen, universitären Lehre.

Bei Otto Normalverbraucher keine Hightech Medizin?

Bei Ihnen aber, bei Ihnen mit Ihren chronischen Schmerzen, ist (Gott sei Dank) nichts kaputt und daher ist eine solche Behandlung auch völlig un-sinnig. Ja sogar meistens falsch. Die Indikation ist eine völlig andere. Das bedeutet, auch die gestellte Diagnose ist falsch. Es sei denn, Sie hätten so lange gewartet, dass wirklich jetzt etwas kaputt ist. Oder Sie sind Sportler. Dann können sich die Grenzen in diesem Kontinuum verschieben.

Was meinen Sie, wie lange es dauert, bis Knochenteile so geschädigt sind, dass sie als Veränderung in einem Röntgenbild zu sehen sind? Wie lange muss ein exzentrisch gelagerter Gelenkkopf auf Knorpel und Knochen mit Gewalt reiben, bis im Bild eine Veränderung nachgewiesen werden kann? Würden Sie nicht die Forderung stellen, man solle vorher die Gelenke so einjustieren, dass sie keine Fehlbelastung erzeugen können? Wäre es nicht einfacher, die Kraftverhältnisse im Faszienapparat so auszugleichen, damit das Gelenk einfach passt?

Natürlich wäre es das. Aber der heutige Aufwand mit immer raffinierteren Geräten, die hoch entwickelte Technik und die immer stärker und schneller steigenden Preise im Gesundheitswesen bekräftigen jeden Wunsch, die jetzigen »paradiesischen« Zustände möglichst auszunutzen, solange es (noch) geht.

Was steckt dahinter, dass diese Misere in allen Altersgruppen und sozialen Schichten so kritiklos geschluckt wird? Die sehr mageren Erfolge auf dem Gebiet der Alltagsmedizin müssten doch langsam bei jedem Betroffenen die Alarmglocken läuten lassen. Doch Geduld und Vertrauen scheinen endlos zu sein. Welche psychologischen Faktoren spielen da eine Rolle?

Kapitel 5

Mythen und Fälschungen der Gegenwart

Mythos als Lebenssinn und Welterfahrung

Die griechische Mythologie kam deshalb beim Volk so gut an, weil darin das Schicksal des Menschen mit dem der Götter verknüpft wurde. Damit haben die Mythen ein Anrecht auf ewige Wahrheit. Es muss nichts mehr bewiesen werden, sondern die Geschichte wird zur eigenen Realität.

In unserer heutigen Welt gibt es genauer betrachtet zwei verschiedene Möglichkeiten, einen Mythos anzuschauen. Es kann einmal eine Erzählung sein, die eine allgemeine Identität und einen übergeordneten Lebenssinn als zusammenhängende Welterfahrung darstellt. Dabei handelt es sich im Allgemeinen um gemeinsame, lokal begrenzte Erzählungen (Heimat, Volk) oder weiter umfassend, um einen gemeinsamen Glauben (Religion, politische Idee).

Um richtig zu sein, muss die Story für die Gruppe der Zuhörer stimmen. Das gemeinsame Leben muss schließlich organisiert werden in einem harmonischen Einklang. Dafür ist auch eine gewisse Elastizität notwendig. Daher konkurrieren verschiedenen Erzählungen miteinander, ähneln sich aber auch.

Der Mythos lebt in der Vergangenheit

Eins ist wichtig zu bedenken: Ein Mythos schaut immer zurück. Das ist auch seine Schwäche. Die Ziele bleiben nicht unbedingt die gleichen.

> *Sinn des Mythos ist, eine Gemeinsamkeit zu formen*

Das Wesen der guten Erzählungen ist ein angenehmes Gefühl. Wir möchten belohnt werden. Um die Welt zu verstehen, brauchen wir einen Schlüssel. Wir müssen die Informationen der Außenwelt irgendwie verarbeiten. Und so ist die psychologische Hauptaufgabe des Mythos das Schaffen von Orientierung und Sicherheit. Auch der moderne Mensch wird wie eh und je durch unbestimmte Angst gelähmt und ist bestrebt, diese Angst in reale, objektbezogene Furcht umzuwandeln mit der sich dann doch leichter leben lässt.

Die Angst muss ein Gesicht und einen Namen haben

Es muss also ein sichtbares, konkretes Ding erfunden werden, das ein Bild darstellt, ein Gesicht hat, Charaktereigenschaften annimmt und praktisch zu einer eigenen Person oder Tatsache wird. Dazu müssen Namen, Zusammenhänge und auch Storys kreiert werden, die das Unvertraute vertraut machen und das Unerklärliche erklären können, versehen auch mit einer neuen Umgebung. Die Identifikation über einen Namen ist wichtig. Damit schafft der Mythos Sicherheit in der äußeren, realen Welt und wird damit selbst real.

In der Schweiz erfüllen die Gründungsgeschichte der Eidgenossenschaft und der Mythos um Wilhelm Tell perfekt diese Bedingungen, aktualisiert durch die viel später erfolgte Wiedergeburt des Freiheitskämpfers durch Friedrich Schiller. Auch die Teutonen versuchen möglichst weit in der Vergangenheit ihre zerrüte Identität zu finden, in der Varusschlacht des Arminius gegen die Römer im Teutoburger Wald. Wenigstens reicht der Name »Teutsch« so weit zurück. Es scheint also ein unstillbares Verlangen danach zu bestehen, heutige Vorstellungen schon in einer möglichst weit zurück liegenden Vergangenheit verankert zu sehen. Ein Mythos, aber natürlich ein kompletter Unsinn. Deswegen, weil sich alles seitdem geändert hat, die Denkmuster, die politischen Ideen, der Glaube und die gesellschaftlichen Vorstellungen. Auf keiner Ebene gibt es auch nur annähernd eine Entsprechung.

Mythen aus Gesundheit, Ernährung und Medizin

Mythen gibt es praktisch auf allen Gebieten. Sie fallen allerdings nicht immer sofort auf, weil wir sie natürlich erst einmal als Wahrheit empfinden. So ist das auch im Bereich der Gesundheit, der Ernährung und auch in der Medizin.

Hier einige Beispiele der letzten Jahrzehnte aus diesem Umfeld für Wahrheiten aus dem Volksmund. Viele werden Sie kennen, einige belächeln und manch eine These werden Sie auch für richtig halten. Sicher haben Sie auch schon einmal eine Ihrer früheren Einstellungen geändert. Manche *Wahrheit* müssen wir einfach lieben, weil sie von einem liebevollen Menschen stammt, den wir bedingungslos verehren, zum Beispiel unsere eigene Großmutter (mir geht es jedenfalls so).

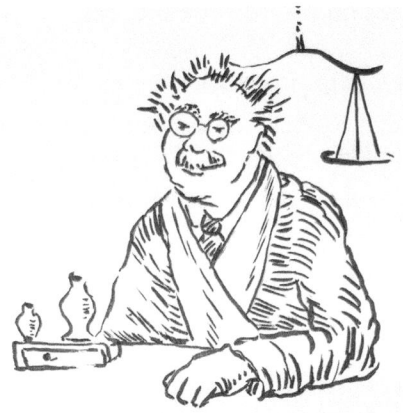

- Lesen bei schwachem Licht schadet den Augen
- Haare und Nägel wachsen noch nach dem Tod
- Man sollte täglich 8 Gläser Wasser trinken
- Kernobst und Wasser führt zu Bauchschmerzen
- Pilzgerichte darf man nicht aufwärmen
- Spinat hat einen hohen Eisengehalt
- Wir nutzen nur 15% unseres Gehirns
- Vitamin C ist gut gegen Erkältung

- Schnaps fördert die Verdauung
- Es gibt nur 5 Sinne (Sehen, Riechen, Tasten, Hören, Schmecken)
- Handys im Krankenhaus beeinflussen sensible Geräte
- Handys in Flugzeugen können Abstürze bewirken
- Mozarts Musik beruhigt Kinder im Mutterleib und macht sie intelligenter
- Durch frühes Vorlesen werden Kinder zu erfolgreichen Erwachsenen
- Babys soll man ruhig schreien lassen, denn es kräftigt Herz und Lunge
- Zucker macht Kinder hyperaktiv
- Glutamat verursacht das China-Restaurant-Syndrom (Unwohlsein nach Besuch in einem chinesischen Lokal)
- 1 Glas Rotwein ist gesund wegen der darin enthaltenen Antioxidantien
- Arthrose beruht auf Gelenkverschleiß
- Knieendoskopie hilft bei Kniebeschwerden

Die Reihe ließe sich beliebig erweitern.

Haben Sie's gemerkt? So ganz einverstanden sind Sie nicht in allen Punkten.

Doch bei der einen oder anderen Aussage glauben Sie (aus eigener Erfahrung) zu wissen, dass die hier aufgestellte Behauptung tatsächlich so auch stimmt. Trotzdem sind die Thesen alle falsch (nach heutigen Erkenntnissen).

Der Mythos bei wissenschaftlichen Arbeiten

Wer einmal wissenschaftlich gearbeitet hat weiß, wie schwierig es ist zu forschen, ohne zu mogeln. Schon in der Fragestellung wird festgelegt, in welche Richtung man das Ergebnis gerne sehen möchte. In den meisten Fällen ist es nicht nur der persönliche Ehrgeiz des Experimentators, sondern auch der Geldgeber, der natürlich ein Interesse daran hat, die entsprechende Forschung in seiner Intention weiter zu treiben. Unsummen kosten solche Unternehmungen und schließlich muss auch ein Erfolg her. Persönliche Vorteile da ganz raus zu lassen ist wirklich schwer.

Es gibt Unmengen Tricks, wie man sich dem gewünschten Ergebnis annähern kann. Wenn man mutig und unverschämt genug ist, kann man mit Statistik und sonstigen geistreichen Manipulationen eigentlich alles beweisen, was man gerne möchte.

»Schlank durch Schokolade«

»Schlank durch Schokolade – eine Wissenschaftslüge geht um die Welt«
Am 25. März, also kurz vor Ostern im Jahre 2015, erschüttert eine Nachricht wie eine Bombe die Medienwelt »Schokolade wirkt als Turbo Diät«. Zitat:

> »Der Traum vieler Naschkatzen wird wahr! Neuste Studien beweisen: Schokolade hilft beim Abnehmen! Der Fettabbau wird beschleunigt. Forschungsleiter Dr. Johannes Bohannon erklärt: »Es ist die erste Studie dieser Art und wir waren schon überrascht, wie gut die Teilnehmer der Schokoladen-Gruppe gegenüber den Teilnehmern einer herkömmlichen Diät abschnitten. Sie haben mehr Gewicht verloren, aber viel wichtiger: sie nahmen auch dann noch weiter ab, als die Teilnehmer der anderen Gruppen schon wieder zunahmen. «

Woher kam diese für uns alle ungewöhnliche, doch auch erfreuliche Erkenntnis?

Alles streng wissenschaftlich und alle Daten echt

Eine wissenschaftliche Studie des »Institute of Diet and Health«, eines gesundheitswissenschaftlichen Thinktanks, die als randomisierte, kontrollierte Interventionsstudie immerhin die zweithöchste Evidenzklasse (Glaubwürdigkeitsstufe) erreichte und zudem die Leitlinien der Deutschen Adipositasgesellschaft erfüllte (der Goldstandard der evidenzbasierten Ernährungswissenschaft in Deutschland). Wissenschaftlicher und genauer geht es kaum. Alles erste Adressen. Alle Daten sind echt. Nichts ist gefälscht. Alles stimmt. Die Auswahl der Probanden, die verschiedenen Untersuchungsgruppen, die gewonnenen Messwerte. Wirklich alles!

Zitat:

> *»Die Studienergebnisse, publiziert im Londoner Wissenschaftsmagazin »International Archives of Medicine«, waren eindeutig: Die »Schokoladengruppe« verlor zehn Prozent mehr Gewicht als die Vergleichsgruppe – deren Teilnehmer zum Ende des Testzeitraums sogar wieder zunahmen. «*

Ein gefundenes Fressen für Journalisten: Eine Schokoladen-Diät! Die Meldung verbreitete sich weltweit: TV, Zeitschriften, Onlinemedien in Australien, den USA, Indien, Russland und selbst in Nigeria griffen die Meldung auf,
> *»»Focus Online»kreierte eigens ein Video, und die »Bild«-Zeitung hievte die Nachricht sogar auf die Titelseite. «*

Was und wer steckte aber wirklich dahinter?

Zwei Fernsehjournalisten wollten herausfinden, wie weit völlig absurde Behauptungen von der Öffentlichkeit aufgenommen werden, die jedem allgemeinen Wissen und jeder eigenen, persönlichen, menschlichen Erfahrung widersprechen. Eine so abwegige These wie »Schokolade macht schlank«, schien dazu geeignet. Ein Statement, wo sich jeder vernünftige Mensch vor Lachen auf die Schenkel klopft.

Jetzt wird es spannend. Wie war die Reaktion auf diese Nachricht?

1. Beim Verbraucher (dem Schokoladenesser)
2. Wie reagierten die Presse und die Medien? Was haben die daraus ge-

macht? Ist es nicht deren Aufgabe, Nachrichten auf ihren Wahrheitsgehalt zu recherchieren und nur dann darüber zu berichten, wenn die Quellen auch sicher sind? Gehen Höhe der Auflage und das Haschen nach Sensation über ordentliches, mühseliges, journalistisches Recherchieren? In diesem Fall riss sich die Presse um diese Neuigkeit. Weltweit rund um den Globus wurde diese Bombennachricht gefeiert.

Die Dicken und die Schokoladenesser waren (vorübergehend) glücklich, endlich gab's einen Freifahrtschein für die überall angebotene und erhältliche »Sünde«.

Wieso konnte eine gewissenhafte, wissenschaftliche Studie zu diesen offensichtlich doch falschen Ergebnissen kommen? Was steckt dahinter? Die Erklärung liegt in der Möglichkeit von unterschiedlicher Wahrnehmung und Gewichtung.

Evidenzbasierter Blödsinn

Die schalkhaften Autoren hatten Spezialisten aus unterschiedlichen Fachgebieten gebeten, ihnen zu helfen. Einer war besonders wichtig, ein Fachmann für Ökometrie. Diese Mischdisziplin aus Mathematik, Volkswirtschaftstheorie, Sozialstatistik und Informatik kann sehr komplizierte Rechenmodelle erstellen. Nicht umsonst gibt es unter ihnen so viele Nobelpreisträger. Mit diesen Rechenoperationen kann man, wenn man das möchte und genügend Daten zum Vergleich zur Verfügung hat, die verrücktesten Relationen darstellen, streng wissenschaftlich, versteht sich.

Aber Daten allein genügen eben nicht. Es geht auch darum, was man mit ihnen anstellt. Machen sie einen Sinn? Besteht irgendeine Relevanz? Passen sie überhaupt zur Fragestellung? Die rein mathematische und statistische saubere Bearbeitung ist offensichtlich zu wenig und produziert Unsinn. Es genügt also nicht, nur irgendwelche Daten zu erheben, die zwar richtig sind, aber keinen Sinn machen.

> *Plausibilität ist unbedingt wichtig*
> *Sonst sind alle Rechenkünste nur Spielerei.*

Wer die Studie sich ansehen möchte, kann sie runterladen unter:
http://imed.pub/ojs/index.php/iam/article/view/1087

Ist der Mythos nicht zu stoppen?

Es ist tatsächlich schwierig, eine einmal gefasste Glaubensrichtung zu verändern, vor allem wenn sie von anderen oder sogar der Masse geteilt wird.
Wir suchen nach einer Bestätigung der von uns geglaubten Wahrheit. Und
tatsächlich verändern wir selbst so unsere Realität, dass diese geglaubte
Meinung auch sehr häufig tatsächlich für uns im Leben eintritt. Das muss
natürlich zu einer Verstärkung auch des Mythos führen, der dann konse-
quenterweise für andere, abweichende Meinung keinen Platz mehr lässt.

Die Kognitionspsychologie verbindet Informatik, künstliche Intelligenz,
Linguistik und Philosophie mit Anthropologie und Soziologie und versucht
zu erklären, warum ein Mythos nicht oder nur schwer gelöscht werden kann.
Menschen bauen auf Altbekanntem auf. Sie wollen sich auf etwas verlassen
können, sie brauchen etwas, an das man sich halten kann. Das kann jedermann gut verstehen. Mit Beweisen also kann man den Mythos nicht so
ohne weiteres austreiben.

Nicht so selbstverständlich für uns ist das Phänomen, wie wir uns verhalten, wenn man uns eine andere Meinung präsentiert oder gar das Gegenteil behauptet. Denn mit Gegenargumenten und mit Beweisen kann man
erstaunlicherweise nicht so einfach jemandem den Mythos ausreden. (Das
ist nebenbei einer der Gründe, warum dieses Buch überhaupt geschrieben
wurde). Ich hoffe, Sie werden jetzt nicht sofort das Buch schließen, weil
meine Ausführungen Ihrem gegenwärtigen Überzeugungsstand widersprechen. Ich denke auch, Sie gehören nicht zu denjenigen, in denen genau der
gegenteilige Reflex ausgelöst wird und Sie mit der Konfrontation kritischer
Argumente in Ihre alte Meinungsblase zurückgestoßen werden.

Gegenargumente verstärken die ursprüngliche Meinung

Die neue Sicht wird nicht etwa gar nicht beachtet oder gleichgültig fallen gelassen, sondern sie wird dafür verwendet, die ursprüngliche Meinung zu *stärken*. Das ist eher eine unerwartete Reaktion. Wie eine mittelalterliche Burg müssen wir offensichtlich unseren alten Mythos und Glauben verteidigen, koste es was es wolle. Und dabei noch die Mauern erhöhen und die Gräben vertiefen. Wir ziehen uns innerlich zusammen und versuchen noch mehr Argumente und Beweise für unsere ursprüngliche Meinung zu finden. Wir tun, als wenn wir persönlich verletzt worden wären.

Für eine Bestätigung sehen wir uns dann intensiv nach den Menschen um und wenden uns der Gruppe zu, die unsere ursprüngliche Meinung auch teilt. Wir streben also instinktiv in die viel sicherere altbekannte, gemütliche und geschützte homogene Blase (Meinungsblase), die uns offensichtlich innerlich stark und weniger anfällig macht.

Die Hindernisse, aus einer Blase heraus zu kommen

Wenn wir das nicht wollen, wird es ein wenig schwierig. Es ist gar nicht so leicht, eine Meinungsblase zu verlassen. Wer das doch möchte, muss vier Etappen von Hindernissen überwinden. Jede einzelne wird Überwindung kosten. Das ist besonders schwierig, weil eigentlich kein unmittelbarer Vorteil damit verbunden ist. Die Scherereien allerdings sind vorprogrammiert.

1. Faulheit

Warum sollten Sie sich mit etwas Neuem beschäftigen? Sie sind doch schon seit längerem mit dem Problem konfrontiert. Sie haben sich damit eingehend auseinandergesetzt und sich schließlich Ihre Meinung gebildet. Zum wiederholten Male darüber nachzudenken, macht nur Arbeit und Kopfzerbrechen.

Und neue Argumente verwirren auch nur. Sie können gut mit dem jetzigen Zustand leben, denn für Sie gilt das Problem als schon gelöst. Sie fühlen sich komfortabel. Warum sollten Sie das ändern? Es würde Sie wirklich eine große Überwindung kosten, hier noch mehr Zeit und Kraft zu investieren.

2. Unsicherheit

Sie möchten eigentlich Ihren festen Boden nicht verlassen. Sie sind zufrieden mit dem, wie es ist. Was wird passieren, wenn Sie Ihr sicheres Terrain aufgeben und in eine unsichere Phase des Lebens eintreten? Würde das ihrem Wesen entsprechen? Wenn Sie das tun, werden Sie sich mit Recht nicht wohl fühlen. Sie kommen sich alleine und verlassen vor und Sie haben das unangenehme Gefühl, völlig schutzlos zu sein. Sie bräuchten ja eine neue Umgebung, neue Freunde. Wollen Sie das wirklich? Nein, dem müssen Sie sich nicht aussetzen.

3. Angst

Sie sind kein Mensch, der gerne Experimente macht. Alles Unbekannte macht Ihnen Angst. Alle die Dinge, die dann passieren könnten, möchten Sie sich gar nicht vorstellen müssen. Außerdem, was werden die anderen von Ihnen denken? Sie möchten kein Außenseiter sein und vor der Gruppe eine andere Meinung vertreten müssen. Sie möchten nicht ausgeschlossen oder verstoßen werden. Bestimmt werden Sie nachher auch nicht glücklicher sein. Es würde sicherlich schief gehen. Dann stünden Sie schlechter da als zuvor.

4. Zweifel

Sie denken, es wird schon etwas daran sein, wenn die meisten den Kopf schütteln und diese neue Methode ablehnen. Wenn das nicht gut geht mit der neuen Erkenntnis, ernten Sie neben dem Schaden noch den Spott. Anderseits haben Sie schon alles probiert und nichts hat wirklich geholfen. Es muss ja eine Lösung geben. Warum also nicht einen Versuch wagen?

Eigentlich verlieren können Sie nicht dabei. Vielleicht gibt es noch eine weitere andere Lösung? Wäre das vielleicht die bessere? Hat nicht Ihre beste Freundin etwas von einem Schamanen im Urwald erzählt? Aber ob das etwas hilft? Sie sollten sich noch einmal die Stimmen anhören, die von der neuen Therapie begeistert sind.

In Zukunft weltweite Meinungsblasen?

Die Schwierigkeit wird noch erhöht, wenn wir alles nicht nur theoretisch, ideologisch betrachten, sondern wenn wir ein wirkliches Problem haben, das wir lösen müssen, das uns selbst betrifft und immer wieder Schmerzen bereitet. Eine Falle aus der wir eigentlich nur schwer oder gar nicht herauskommen.

Die Steuerung und Verschmelzung der einzelnen Meinungs- oder Interessenblasen mit einer möglichst weltweiten Community ist auch schon offen angepeilt in der Facebook Führungsetage. Ziel ist es, Meinungsgruppen zu fördern und in einzelne Blasen zu packen, um so die Menschheit glücklicher zu machen oder besser gesagt, wirkungsvoll (jenseits eines politischen Systems?) manipulieren zu können. Man lebt in der Illusion einer heilen Welt unter Brüdern und Schwestern.

Was man dabei in Kauf nehmen muss, ist irgendwann eine unausweichliche Konfrontation der einzelnen Blasen untereinander und das führt sicherlich zu Problemen in einer modernen, vielschichtigen Welt. Anstelle dem Nachbarn zuzuhören und ihn zu verstehen, kommt es zur Konfrontation, weiter zu Handgreiflichkeiten und schlussendlich zum lokalen Krieg. Dadurch wird die Welt vorerst nicht einfacher. Trotzdem, der subjektive Effekt in der Blase ist ein gutes Gefühl. Wir sind wenigstens nicht alleine.

Die Technik und dieses Wissen machen sich zunehmend auch die mächtigen, reichen Personen und Konzerne zu eigen und üben mehr oder minder subtil Einfluss auf jeden von uns aus. Politische Ideen leben davon, je weiter sie von der gesellschaftlichen Mitte entfernt sind.

Information als Lücke

»Information als Lücke«, ein völlig neues Phänomen, birgt eine merkwürdige Gefahr in sich. Durch die Blasenbildung verstärken sich Glaube und Vertrauen, werden fester und tiefer und unverrückbar. Wenn alle dasselbe denken, dann muss das richtig sein.

Kennen Sie die zynische Bemerkung? »Tausend Fliegen können nicht irren.« Na, wo schwirren denn tausend Fliegen herum? Je größer die Masse und je lauter das Geschrei, umso unabdingbarer ist die Wahrheit? Der überzeugende Spruch: »Wir sind das Volk« ist dann nicht weit. Ein seltsames Phänomen. Weil die Blase nichts anderes weiß, nichts anderes liest oder hört, hat sie Recht. Eine fatale Entwicklung.

Eine kollektive Geborgenheit war in früheren Zeiten nur in kompakten Gruppen zu finden, in denen jeder jeden kannte. Die heutige Sehnsucht nach Zusammenhalt in einer großen Gruppe ist durchaus verständlich, auch, wenn man sich nicht mehr persönlich kennt. In der Anonymität einer modernen Großstadt finden sich unzählige, verschiedene, unausgegorene, halb fertige Meinungen, die Dank der Möglichkeit unserer modernen Kommunikation sich leicht finden können. Durch diese Verdichtung entsteht ein Sog, der allein schon wegen der immer größer werdenden Masse attraktiv ist. Man gehört wieder dazu, man ist ein Teil einer mächtigen Gruppe, man fühlt sich nicht so einsam und unverstanden. Dass dabei eine feinere Differenzierung und eine abwägende Diskussion auf der Strecke bleiben muss, wird gar nicht beachtet oder als Nachteil angesehen.

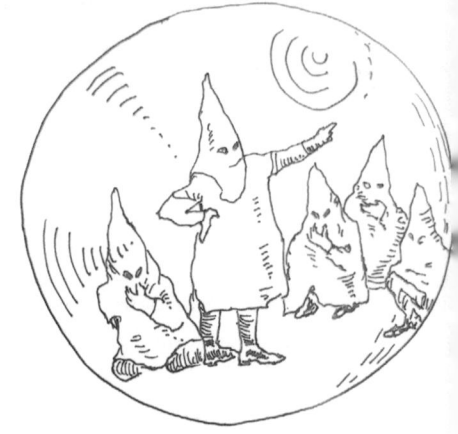

Der Stand er Wissenschaft ändert sich ständig und nähert sich in seiner Geschwindigkeit einer Exponentialkurve. Menschen streben nach Sicherheit, aber eigentlich wollen sie intuitiv auch wissen, was wirklich und wahr ist. Trotzdem leben wir in Fiktionen, weil all dieses neue Wissen auch unsicher ist. Wir bewegen uns wie ein Wanderer auf einem zugefrorenen See. Bei jedem Schritt könnten wir einbrechen. Also ist besser Vorsicht geboten.

Warten wir ab, was die Zukunft noch bringt.

Wie werden Entscheidungen getroffen?

Wenn wir uns unterhalten und irgendwelche Behauptungen aufstellen, dann brauchen wir auch Beweise, die diese Annahmen unterstützen. Wenn wir keine Dokumente und greifbare Beweise vorlegen, geschieht das im Allgemeinen mit Argumenten. Wenn ein Argument aber nicht passt, irgendwie nicht schlüssig ist, bedeutet das, die Bausteine im Argument passen nicht zueinander. Die Voraussetzungen, die sogenannten Prämissen, passen nicht zu den behaupteten Schlussfolgerungen. Es geht also darum, kritisch zu entscheiden, wie die Annahmen, die Voraussetzungen, die Prämissen auch tatsächlich zu ihren Argumenten passen. Ist das nicht der Fall, dann ist das ganze Gerede Unsinn.

> *Wir alle müssen Fragen stellen und sie sorgfältig formulieren.*
> *Und wir müssen uns Antworten anhören und*
> *sie emotionslos und klar beurteilen können.*

Es würde jetzt zu weit führen, die Grenzbereiche zu erörtern, die in die Bereiche der kognitiven Verzerrungen oder der methodisch unzuverlässigen Interpretation führen. Für den Alltag und den Besuch bei einem Spezialisten aus dem Gesundheitssystem reicht es aus, die »Hinterhältigkeit« der häufigsten Antworten und Fragen zu erkennen und entsprechend darauf reagieren zu können. Ebenso müssen Sie Ihre eigenen Argumente, Vorstellungen und Behauptungen auf den Prüfstand bringen. Die einzige Möglichkeit, in dieses verwirrende Spiel von Sprache und Bildern ein wenig Klarheit hineinzubringen, ist eine logische Prüfung. Hier lauern seit eh und je von Sophisten und sprachgewandten Advokaten aufgestellte Fallen, in die wir leichtfertig hineintreten sollen, ohne es natürlich zu merken. Einige der übelsten Tricks wollen wir hier vorstellen und sie besprechen.

Zur Übung wollen wir Gespräche in einer ärztlichen Praxis simulieren. Ähnlichen Gesprächen werden Sie aber auch Zuhause und unter Bekannten ausgesetzt sein.

Das eine oder andere Argument wird wahrscheinlich Unmut in Ihnen hervorrufen, weil Sie sagen, aber das stimmt doch auch. Das kann durchaus Ihre Überzeugung sein, aber es ist nicht logisch. In dem Fall sollten Sie noch einmal genau darüber nachdenken. Denn in Zukunft werden wir immer schamloser mit allerlei Lügen vollgedröhnt. Es geht nicht mehr um Wahrheit und Seriosität, sondern nur noch um Macht und Profit. Also seien Sie aufmerksam und versuchen Sie, nicht in die Falle zu gehen. Es wird Sie keiner da rausholen.

> *Lernen Sie die Tricks!*
> *Werden Sie unempfindlich gegenüber*
> *schmeichelnden Verführungen*

Argumente, die Ärzte gerne benutzen

Bevor Ärzte tätig werden dürfen, müssen sie eine Staatsprüfung ablegen. Das sichert dem Patienten gegenüber ein Minimum an ärztlichem Wissen. Dieses Fachgebiet Medizin ist allerdings riesig. Und nicht jeder Arzt, den Sie z.B. über Impfungen um Rat fragen, wird Ihnen kompetent antworten können. Die erste Aufgabe ist also, dem richtigen Arzt die passenden Fragen zu stellen. Hier beginnt schon das Problem, wie wir gleich sehen werden. Ist der berühmteste Arzt der beste oder der aus dem Fernsehen? Oder jener, der am schnellsten erreichbar ist, der den größten Beliebtheitsgrad hat, oder der gar der Teuerste ist?

Die Antworten werden je nach Situation und Aufgabe unterschiedlich ausfallen. Eins ist allerdings bei allen gleich. Sie selbst haben ein Anliegen, das Sie vom Arzt erfüllt haben wollen. Achten Sie dabei auf die Argumente und die gewählte Wortwahl. Es geht um die richtigen Fragen und die dazu passenden Antworten. Dabei werden die Fragen häufig gar nicht beantwortet oder Sie werden dazu verführt, etwas als wahr anzunehmen, was im Grunde genommen völliger Unsinn ist. Oder die angeführten Argumente sind gar keine Argumente. Sie sind häufig unlogisch und falsch. Es wird keine Begründung geliefert und Sie werden einfach überfahren.

Einige Musterbeispiele wollen wir hier gemeinsam ansehen. *Wenn Ihnen das zu speziell erscheint, können Sie es getrost überspringen.*

Autorität als Argument

Was heißt das? Die Gültigkeit einer Aussage wird mit dem Verweis auf eine angebliche Autorität begründet.

Beispiel:
Patient: Warum meinen Sie, ich müsste operiert werden?
Dr. X.: In Fällen wie dem Ihrigen sehe ich keine andere Möglichkeit.
Allgemein ausgedrückt:
Autoritäten wissen, wann operiert werden muss.
Ein Arzt ist eine Autorität
Dr. X. weiß, wann operiert werden muss.
Die eigentliche Frage indes bleibt unbeantwortet.

Ignoranz als Argument

Was heißt das? Eine Behauptung wird als wahr angesehen, weil (oder solange) es keine Beweise gibt, welche die Behauptung widerlegen.

Beispiel:
Patient: Meinen Sie, ich muss mich impfen lassen?
Dr. X.: Dieser Impfstoff schützt Sie vor der Affengrippe, die uns bald überrollen wird (fiktive Grippe, die es noch nicht gibt).

Allgemein ausgedrückt:

> Eine Behauptung ist wahr, wenn keine Gegenbeweise vorliegen.
> Für die Behauptung, dass der Impfstoff überhaupt schützt, werden keine Beweise vorgelegt.
> Also schützt er. (Mit diesem Argument hat die Pharmaindustrie bei der letzten Grippewelle Milliarden verdient mit einem Medikament, das sich nachträglich als völlig ineffektiv herausgestellt hat)

Bemerkung: Das Argument der Ignoranz wird immer wieder gebraucht, hat aber mit kritischem Denken und einer wissenschaftlichen Methode gar nichts zu tun. Hier wird die Logik auf den Kopf gestellt. Alles gilt als wahr, bis es nicht widerlegt ist. Der Impfstoff muss in diesem Fall beweisen, dass er wirkt und nicht umgekehrt.

Tradition als Argument

Was heißt das? Etwas ist wahr oder richtig, weil es schon seit langer Zeit existiert oder so gemacht wird.

Beispiel:
Patient: Warum wirkt die Radontherapie?
Arzt: Sie wird schon seit Tausenden von Jahren angewandt.

Allgemein ausgedrückt:

Was schon seit Langem in der Therapie verwendet wird, wirkt.
Radontherapie wird schon lange verwendet.
Radontherapie wirkt.

Bemerkung: Das ist allgemeines Geschwafel. Auch hier wird die Frage nicht beantwortet.

Korrelation wird als Kausalität hingestellt

Was heißt das? Eine (vermeintliche) Beziehung wird als Ursache gedeutet.

Beispiel:
Patient: Warum soll ich bei meiner Erkältung hochdosiert Vitamin C einnehmen?
Arzt oder Apotheker: Sie werden sehen. Wenn Sie diese Tabletten nehmen, sind Sie in zwei Wochen wieder gesund.

Allgemein ausgedrückt:

Wenn die Erkältung nach der Einnahme von Vitamin C verschwindet, wirkt Vitamin C.
Die Erkältung ist nach Einnahme von Vitamin C verschwunden.
Also wirkt Vitamin C. (Oder wäre die Erkältung auch so verschwunden?)

Bemerkung: Diese Annahme ist nur bedingt ein logischer Fehlschluss. Es kann sich manchmal auch um einen methodischen Fehler handeln, bei dem die Daten falsch erhoben oder interpretiert wurden.

Angriff auf die Person als Argument

Was heißt das?
Nicht das Argument wird kritisiert, sondern die Person selbst oder eine ihrer Eigenschaften.

Beispiel:
Warnung eines Freundes: Eine Operation birgt doch viel zu große Risiken für dich.
Patient: Du bist richtig borniert.

Allgemein ausgedrückt:

Bornierte Leute haben Unrecht.
Frager ist borniert.
Frager hat Unrecht. Operation birgt keine Risiken.

Warum sind auch in Zukunft logische Fehlschlüsse zu erwarten?

Sie haben es gerade selbst erlebt. Obwohl die Beispiele recht einfach und klar dargestellt wurden, haben Sie sich doch manchmal gefragt: die Behauptung könnte doch so wahr sein, oder? Aber es geht in erster Linie gar nicht darum, zu entscheiden, ob etwas wahr ist oder nicht. Das wird auf einer anderen Ebene entschieden. Hier geht es darum, zu erkennen, wie uns Fragestellung und Antwort auf eine falsche Fährte setzen wollen, wie wir in die Falle gelockt werden, ohne zu merken, wie wir manipuliert werden. Unsere Aufmerksamkeit und unsere Gedanken werden in die Richtung gelenkt, in der wir keine Einwände haben. Der Trick jedes geschickten Magiers: »Schau mir ganz genau hier auf die rechte Hand, damit du abgelenkt bist und nicht registrieren kannst, was ich mit der Linken tue«.

Zum einen reflektieren Sie nicht genau, zum anderen kommt jetzt noch Ihr eigenes Empfinden dazu, und das ist sehr subjektiv. Sie wollen, dass etwas so richtig ist und dann ist es richtig. Eine kognitive Verzerrung, die wir gerne vornehmen. Wir fühlen uns dann wohler. Dieses Gefühl wollen wir dann anderen gegenüber logisch begründen und brauchen dazu wieder einen logischen Fehlschluss.

Gefühle greifen besser als Argumente

Diese logischen Fehlschlüsse können eine scharfe Waffe sein bei Politikern und Talkshow-Teilnehmern. Gut platziert in einer hitzigen Debatte werden sie strategisch bewusst eingesetzt. Man erweckt den Eindruck, man habe ein vernünftiges Argument gebracht. Wichtig ist nicht, dass das Publikum erkennt, das war logisch unschlüssig. Viel wichtiger ist das *Gefühl*. Denn der größte Unsinn kann eine wunderbare Massenstimmung erzeugen, in der sich alle wohlfühlen, wie wir das gerade jetzt wieder auf der politischen Bühne beobachten können. Das wird in Zukunft wahrscheinlich auch so bleiben. Also gilt es, sich dagegen ein bisschen immun zu machen!?

Wer ein offenes Ohr hat und sich nicht schon fest gemauert in einer Meinungsblase aufhält, der mag ruhig hören was kritische Stimmen innerhalb der Ärzteschaft von sich geben. Auch hier sind die Dinge nicht so einfach zu unterscheiden, da es natürlich unterschiedliche Auffassungen in der Medizin gibt. Immerhin sind wir Menschen ja nicht alle gleich. Für den einzelnen ist es eminent wichtig, von seinem Arzt die auf ihn zugeschnitte Therapie zu bekommen. Außerdem steht jeder leicht in Verdacht, seinen persönlichen Interessen zu folgen und entsprechend seinen eigenen Vorteil im Auge zu behalten.

Doch es kommt noch schlimmer. Wir sind nicht so gut in Logik, wie wir denken. Wir sind nur bis zu einem gewissen Punkt in der Lage, komplexe logische Vorgänge durchzuführen. Unsere Gehirnstruktur ist nicht darauf angelegt, große Sequenzen logischer Abfolge ohne Zwischenfälle zu erledigen. Es müssen immer wieder Machbarkeitsvergleiche angestellt werden, die erlauben, im normalen Leben zurecht zu kommen.

Wenn das nicht der Fall wäre, könnten wir keine Gemeinschaft bilden. Wir wären völlig asozial. Logisch, aber emotionslos. Das war im Ansatz die Rolle von Mister Spock aus der alten Filmserie »Raumschiff Enterprise«. Dieses Verhalten wäre wirklich eine Sackgasse für die menschliche Gesellschaft.

Wahrheit, Glaube, Wissen und Co.

Seitdem wir mit einem eigenen Bewusstsein ausgestattet sind, ist es für uns Menschen ausgesprochen wichtig zu wissen was wahr ist. Die Realität um uns herum können wir wahrnehmen und auch beurteilen, indem wir unsere Messinstrumente einsetzen und Vergleiche anstellen. Sie erzeugen eine reale Welt, die man oberflächlich betrachtet auch als wahr darstellen kann. Als reale Welt bezeichnen wir das, was wir mit unseren Informationsrezeptoren aufnehmen können (z.B. sehen, hören, fühlen) und in unserem Speicher- und Analyseorgan, unserem Gehirn, in einen uns vernünftig erscheinenden Zusammenhang bringen können.

Wir können Risiko und Zukunft abschätzen

Aber wir leben nicht in einer realen Welt. Wir leben nicht in dem so oft zitierten und wünschenswerten Zustand des Hier und Jetzt. Das entspricht dem Zustand einer Schnecke oder einem etwas höher entwickelten Lebewesen. Unser Leben in der Öffentlichkeit, sei's im Urwald oder in einer Aufsichtsratsitzung findet nicht nur in diesem Moment statt, wie das bei einer Meditation der Fall sein kann. Uns Menschen zeichnet eben die Besonderheit aus, dass wir nicht nur die Gegenwart einigermaßen komplex erfassen können, sondern jede Art von Gedankenverbindung verlangt auch ein Zurückgehen in die Vergangenheit und anschließend eine Projektion in die Zukunft.

Als erstes in die Vergangenheit. »Gab es schon einmal eine ähnliche Situation, die irgendwo erwähnt wurde, in einer Sage oder in einer Erzählung oder in einer Bemerkung eines anderen Menschen? Oder habe ich selbst schon einmal eine Situation wie die jetzige persönlich erlebt?« Eine ziemliche Aufgabe, in einer riesigen Bibliothek die richtigen Stellen zu finden. Aber diese Stellen gibt es natürlich immer. »Welche ist die beste, die zu der jetzigen Situation passt?« Jetzt muss ganz schnell noch einmal durchforstet werden, wie die einzelnen Situationen sich voneinander unterscheiden und wie letztendlich jeweils die ganze Sache ausgelaufen ist. War sie positiv oder hat sie einen Schaden verursacht?

Nach dieser Arbeit gilt es, möglichst rasch umzuschalten und nun den Vergleich mit der jetzigen Situation anzustellen. »Wie unterscheidet sich das jetzige Problem von all den Geschichten der Vergangenheit? Was ist die Besonderheit? Welche Hauptfaktoren waren es jedes Mal, die die Geschichten in einem anderen Licht gezeigt haben.? Waren es die äußeren Umstände wie die Tageszeit oder die Kultur oder lag es an den einzelnen Personen mit völlig unterschiedlichen Charakteren?«

Das Ergebnis dieser Betrachtungen und der darauf folgenden Analyse muss jetzt in die Zukunft projiziert werden. Als erstes muss herausgefiltert werden, was in dieser Situation zu einem Erfolg führen könnte oder nicht. Da keiner die Zukunft voraussagen kann, ist erst einmal Vorsicht geraten. »Welches ist die Lösung, die am wahrscheinlichsten zum Erfolg führt?«

Das alles muss in Bruchteilen einer Sekunde im Kopf entschieden werden. Mehr Zeit bleibt nicht für die Überlegung, weil wir in dieser kurzen Periode in gewisser Weise gelähmt sind und ein bequemes Opfer für jeden darstellen, der schneller reagieren kann. Das sind eigentlich alle Tiere, die immer reflexartig handeln. Es muss also schnell gehen. Wir dürfen uns nicht irren.

Immer wieder muss ich darauf hinweisen, wie wichtig es ist, den Kopf möglichst nicht zu bewegen, um rasch diese Entscheidungen treffen zu können und damit aus der Gefahrenzone heraus zu kommen. Zwar sind wir nur noch selten in freier Wildbahn, wo wir Tieren gegenüberstehen, die sehr viel schneller instinktiv reagieren können, aber auch in unserer zivilisierten Gesellschaft ist es von immensem Vorteil, wirklich einen klaren Kopf in jeder einzelnen Situation zu haben.

Woher wissen wir was wahr ist?

Der Mensch begnügt sich nicht damit, irgendwelche Entscheidungen zu treffen, diese müssen in einem übergeordneten Zusammenhang auch richtig sein. Richtig bedeutet, dass sich die Entscheidung nicht nur auf die jetzige Situation bezieht, sondern dass sie auch als allgemeine Wegleitung für richtiges Verhalten angesehen werden kann. Und zwar muss dies im Sinne eines harmonischen Zusammenlebens möglichst für alle Menschen gelten. Das ist nicht immer ganz einfach. Und vor allen Dingen: Woher weiß man denn so genau, was die anderen Menschen denken und was sie wohl in der einen oder anderen Situation für richtig oder falsch halten? Diese Entscheidung verlangt eine übergeordnete Instanz.

In der frühen Menschheitsgeschichte waren die meisten Naturereignisse nicht erklärbar. Es gab eine Menge wichtiger Fragen. »Wo kommen die Kinder her? Warum gibt es so viele unterschiedliche Landschaften auf dieser Welt? Warum ist es einmal warm und einmal kalt? Und dann die Naturereignisse. »Wo kommt der Sturm her? Was bedeuten der Blitz am Himmel und der darauf folgende Donner?«

Der aufrecht stehende Mensch hatte seinen Blick gen Himmel gerichtet und erkannt, dass hier eine ganz andere Dimension noch vorhanden ist, denn dieses gewaltige Himmelszelt bewegte sich, eine eigene, abgeschlossene Welt. Das musste der Platz sein, wo die Götter sich aufhalten. Das war in allen Teilen der Erde bei jedem Volk der selbstverständlich am nächsten liegende Gedanke. Dieses übergeordnete System war der Bereich, aus dem die Erde und ihre Bewohner gelenkt und beeinflusst wurden. Diese Götter hatten alles erschaffen, natürlich auch diese Erde und konnten sie auch jederzeit beeinflussen. Also schien es nur konsequent und sinnvoll, sich mit ihnen zu verständigen und sie auch anzuerkennen. Die vielen Fragen und Rätsel mussten irgendwie beantwortet und gelöst werden. Auf dieses Gebiet spezialisierte sich eine besondere Kaste: die Priester. Fast automatisch wurde dann die Vorstellung der himmlischen Ordnung auf die Erde projiziert und ein ähnliches System geschaffen. Am Anfang gab es wohl für jeden Bereich des Lebens und der Natur eine Vielzahl eigener Göttinen und auch ein paar Götter, die man ansprechen und verehren konnte oder musste.

Später hat sich in einer wachsenden Gesellschaft, die zudem sesshaft wurde, der Gedanke etabliert, dass diese Macht von einer einzigen Person ausgeht. Also nur noch ein Gott mit einer Gruppe von Ministern und Würdenträgern, die diese Welt zu regieren hatte. Die Vorstellung dieses Himmelsprinzips wurde sukzessive in den einzelnen Regionen der Welt bei den verschiedensten Völkern umgesetzt. Entsprechende bildliche Darstellungen finden wir heute noch in Kirchen und an heiligen Orten auf den verschiedensten Kontinenten der Welt. Umgekehrt kann man je nach Entwicklungsstand der menschlichen Ordnung oder staatlichen Organisationen darauf schließen, welche Vorstellung der göttlichen Einflussnahme auf unser Leben und Verhalten eine Rolle spielte. Diese fundamentalen, eklatanten Unterschiede mögen auch erklären, warum es so schwierig ist, sich zu verständigen, wenn die Staatsmodelle verschieden sind.

Glauben und Wissen

Da offensichtlich der eigene Erkenntnisstand in dieser Periode der Menschheitsgeschichte sehr niedrig war und das Wissen sich nur auf unmittelbare Erfahrung berufen konnte, war alles, was darüber hinaus ging, reiner Glaube. Man musste glauben, was die Gottheit sagte. Die absolute Wahrheit war also nicht auf dieser Erde, sondern bei einem Gott angesiedelt. Die göttliche Offenbarung, der göttliche Wille, die göttlichen Befehle (Gebote) waren die absolute Wahrheit. Diese Wahrheit war im Einzelnen gar nicht nachprüfbar. Aber es gab gar keine andere Möglichkeit, als diese Wahrheit als Wirklichkeit und unverrückbare Tatsache anzuerkennen. Glaube wurde also zur Wahrheit.

Die Wahrheit als Ganzes ist natürlich größer als das Wissen. Aber das Wissen war ein Teil der Wahrheit. So sind Glaube, Wissen und Wahrheit im Volksmund verschmolzen zu einer Einheit. Je nach Couleur, dem Thema oder der Intensität der Behauptung wird eines der drei Begriffe eingesetzt, um die unverbrüchliche Wahrheit herauszustreichen.

Wir Menschen haben einen einmaligen Kopf zur Verfügung, mit dem wir logische Gesetze aufstellen können. Folgedessen waren und sind wir in der Lage, mit intelligenten Vergleichen das Leben und das Dasein der Welt zu erklären. In der westlichen Kultur spielte sich das in der ersten Frühphase ab, der Zeit vom sesshaft werdenden Menschen so ungefähr um 12.500 bis 1000 v. Chr. (eher glaubensbetont, z.B. die biblische Geschichte). Dann folgte das Zeitalter der Griechen und Römer bis 400 n. Chr. Literatur, Philosophie, Geometrie und die Ausbildung des Körpers waren die zentralen Themen (eher wissensbetont). Danach versank wieder alles in die eher dunkle, wenig produktive Phase des Mittelalters mit Kreuzzügen und Pest (glaubensbetont). Erst spät lernte man ein wenig Mathematik, erfand die Null, mit der man kompliziertere Rechenaufgaben perfekt lösen konnte.

Evidenzbasierte Wahrheit

In der Mitte des 15. Jahrhundert ging es los. Die Berechnungen von Kepler und Galilei zeigten eindeutig, wie die Erde sich um die Sonne bewegt. Das heliozentrale Zeitalter hatte begonnen. Die physikalischen Gesetze dieser Welt wurden durch unzählige Versuche aufgestellt. Newton saß unter seinem Baum und wunderte sich, dass der Apfel immer wieder auf dieselbe Stelle fällt mit immer der gleichen Geschwindigkeit. Tausende Experimente wurden gemacht und immer exaktere physikalische und spätere auch chemische Gesetze wurden aufgestellt. Die daraufhin geschriebenen Physik- und Chemiebücher verkündeten also die absolute Wahrheit. Es gab keine Zweifel mehr. Man hatte es geschafft. Es folgte die technische Revolution mit den Höhepunkten von Raumflügen zum Mond und zum Mars.

Obwohl man wusste, dass die Gesetze auf der Erde keine Universalgesetze im Universum waren, hat man die Fragen und Probleme auf dieser Erde nach den alten physikalischen Gesetzen weitergeführt. Was offensichtlich war, nämlich evidenzbasiert, bestimmte ein einfacher Vergleich zwischen zwei Versuchen, die vom Aufbau her äußerlich ähnlich waren, beziehungsweise völlig übereinstimmten. Unser Thema ist die Medizin und insofern betrachten wir ab jetzt die Art und Weise wie in der Medizin evidenzbasierte Wahrheiten veröffentlicht und festgesetzt wurden.

Man möchte etwas herausfinden oder beweisen

Dazu braucht man eine Fragestellung und eine Versuchsanordnung. Jede Fragestellung birgt in sich eine Erwartung. Eine positive Erwartung führt zu weiterer Forschung und zu weiteren Versuchen. Sollte das Ergebnis negativ sein, so ist das in den seltensten Fällen eine positive Nachricht. Man weiß also von vornherein, was man sucht. Solche Versuche sind nicht billig. Nur wer Erfolge hat, bekommt weiteres Geld. Im Gegensatz zu rein physikalischen oder chemischen Versuchen im Labor sind Studien mit Menschen oder Patienten deutlich schwieriger. Die Auswahl ist nicht immer leicht, besteht doch ein Unterschied zwischen Jung und Alt oder zwischen weiblich und männlich und vielen, vielen anderen Parametern, die gar nicht mit einbezogen werden können oder die man bewusst auslässt.

Eine Studie bringt noch keine Wahrheit. Als erstes wird das Ergebnis diskutiert unter den Forschern, die diese Versuche unternommen haben. In der nächsten Phase wird verglichen, welche anderen Arbeitsgruppen gleiche oder ähnliche Untersuchungen durchgeführt haben und zu welchem Ergebnis sie gekommen sind. Die Forschungen werden jetzt in einem Fachjournal veröffentlicht und dabei von ausgesuchten Experten vorher geprüft, ob sie dem Niveau der Zeitschrift entsprechen. Wenn viele Arbeitsgruppen zu ungefähr dem gleichen Ergebnis kommen (Metaanalysen), werden Empfehlungen daraus und später auch Richtlinien, die dann für alle Beteiligten verbindlich sind. Die von den Fachgesellschaften offiziellen Empfehlungen, die Ärzte wohlweislich einhalten sollten, wenn sie sich nicht eines Vergehens schuldig machen wollen, wenn diese Empfehlungen nach Jahren plötzlich zeigen, dass völlig falsche Annahmen gemacht wurden oder unerwartete Risiken die Empfehlungen zu nichte machen, so kann man das tatsächlich als Fortschritt bezeichnen. Es ist also ein mühseliger Prozess wirklich herauszufinden, welche Wahrheiten hinter jeder wissenschaftlichen Arbeit oder einer Allgemeinen Empfehlung stecken. Als Patient muss man also auch Glück haben mit seiner Erkrankung.

Daraus folgt, dass es immer wichtiger wird, zu lernen wie der eigene Körper reagiert und sich selbst ein Wissen anzueignen, welche Möglichkeiten es gibt, die eigenen Probleme zu lösen. Menschen sind viel zu unterschiedlich, als dass alle Empfehlungen auf alle Menschen zutreffen. Traditionell ist die Aufgabe von Ärzten natürlich, den individuellen Patienten zu sehen und dank Studium und Erfahrung die richtige Empfehlung für eine Therapie auszusprechen. Leider spielen Routine und pekuniäre Interessen eine immer größere Rolle. Auch ein Zeichen dafür, das eine Zeitenwende da ist oder schon eingesetzt hat, die in eine weiterentwickelte, bessere Zeit münden muss. Vielleicht haben wir die Gelegenheit, gerade jetzt an dieser Stelle mit dabei zu sein.

Was wir von COVID-19 gelernt haben ist folgendes: Über ein halbes Jahr intensive statistische Auswertungen von allen zur Verfügung stehenden, möglichen Daten hat uns den Virus nicht nähergebracht. Wir verstehen immer noch nichts. Voraussagen sind nicht möglich, da viel zu viele Unbekannte in der Gleichung vorhanden sind. Auch bei Ländern mit vergleichbaren Reaktionszeiten sind die Daten nicht miteinander vergleichbar. Zwischen Stadt und Land gibt es immer wieder nicht erwartete Unterschiede. In einem kleinen Dorf können genauso viele Leute erkranken wie in einer Großstadt. Entsprechend verwirrend sind die Empfehlungen, um gegenzusteuern oder überhaupt irgendwelche Maßnahmen zu ergreifen. Die Ansteckung zu verhindern macht Probleme, das Austesten führt jeweils zu unterschiedlichen, nicht vergleichbaren Ergebnissen und selbst wenn wir einen Impfstoff gefunden haben, werden wir immer noch nicht wissen, bei wem er wirkt und wie lange jeder tatsächlich dadurch geschützt ist. Das alles bürdet uns die primitivste Lebensform auf, die wir kennen. Was wissen wir sonst vom Leben und den Zusammenhängen in der Natur auf unserem Planeten? Für die Zukunft offensichtlich nicht genug.

Die Wahrheit der großen Zahl

Die groben statistischen Vergleiche, wie wir sie in der Vergangenheit gewohnt waren, werden in Zukunft nicht mehr befriedigen. Sind 150 Patienten aus Bern so ohne weiteres vergleichbar mit 100 Patienten aus Linz oder 320 Patienten aus Hamburg? Kann man mit dem Wissen Patienten in einem abgelegenen Dorf genauso behandeln? Sind die Ergebnisse ebenso gültig in Nordamerika wie in Afrika? Die Erfahrung mit dem Virus zeigt, wir denken zu grob und verallgemeinern zu viel. Um für jeden einzelnen die beste Therapie zu finden und vor allen Dingen auch um unerwünschte Nebeneffekte zu vermeiden, die jeden Beipackzettel mit fast unleserlicher Schrift füllen, brauchen wir sehr viel mehr Detailwissen über jeden individuellen Patienten.

Sobald wir komplexere Computer besitzen und die Hemmungen abgelegt haben, unsere persönlichen Daten der Allgemeinheit für statistische Zwecke zur Verfügung zu stellen, werden wir uns darauf konzentrieren, möglichst viele Informationen von jedem Menschen auf der Erde zu erfassen. Man könnte sich heute vorstellen, drei grundsätzliche Datenberge zu bewältigen.

- Chromosomen (DNA, Erbsubstanz)
- Mikrobiom (Darmbakterien)
- Körpereigene Proteine (Eiweiße)

Die Datenmenge wäre nach heutigen Begriffen unvorstellbar groß. Es wird bald 10 Milliarden Menschen geben und wenn über jeden hunderte von Milliarden einzelne Daten gespeichert werden sollten, kann man sich den Aufwand ungefähr vorstellen. Wenn der Vorteil und der Schutz, den diese Daten uns bescheren könnten, den Nachteil der individuellen Verfolgbarkeit mit Einschränkung der Persönlichkeit und Freiheit nicht zulassen, dann wäre das ein offensichtlicher Gewinn. Individuell gestaltete Medikamente wären dann für jeden einzelnen eine Selbstverständlichkeit. Damit gezielt wirksam und ohne Risiko und Nebenwirkungen.

Ob man wirklich damit entscheidend weiterkommt, kann man zurzeit wirklich nicht beurteilen. Doch sicher ist, je mehr Daten wir zur Verfügung haben und je besser wir Korrelationen anstellen können, umso besser und genauer sollten die Ergebnisse sein.

Selbst wenn wir alles so nach Wunsch durchführen können, werden wir weiter an unsere Grenzen stoßen. Die reinen körperlichen Daten werden die geistigen und psychologischen Prozesse und deren Auswirkung auf den Körper wohl nur ungenügend widerspiegeln können. Selbst nach diesem Schritt wird es Rätsel geben. Die Menschen werden sich weiter wundern und sie werden sich möglicherweise wieder aufmachen, um eine neue und noch komplexere Wahrheit zu finden.

Kapitel 6

Wie entrinnen wir dem Schmerz?

Wir müssen die Probleme selber lösen

Schmerz hat mit der Einmaligkeit des Menschen zu tun. Mit der Fähigkeit sich zu erinnern und der göttlichen Gabe eines freien Willens. Das bedeutet aber auch, wir sind alleingelassen mit der Lösung unseres Problems, weil wir in unserer Komplexität einzigartig sind in diesem Universum und weil wir einen eigenen Willen haben. Wir können nicht darauf vertrauen, dass uns irgendwelche übergeordneten Mächte zu Hilfe kommen.

Die Konsequenz ist diese: Sie müssen sich selbst um Ihre Schmerzen kümmern und Ihren Körper so ausrichten, dass sich die Verspannungen auflösen, die durch eine ungleiche Massenverteilung oder sonstige Fehlentwicklung im Körper hervorgerufen wurden. Erst dann können Sie sich wieder harmonisch und ohne Schmerzen bewegen.

Solange Sie diese Notwendigkeit nicht verstanden haben, werden Sie weiter leiden, egal was auch immer Ihnen ein Gesundheitssystem versprechen mag.

Nochmals:

Nur Sie können Ihren Körper verändern, nur Sie haben die Möglichkeit durch Einsatz Ihrer Intelligenz und Ihres Einfühlungsvermögens diesen Schmerzdamm zu durchbrechen. Nur Sie können Ihren Körper veranlassen, sich selbst zu heilen.

Das Ziel ist immer eine ausgeglichene und entspannte Haltung ohne irgendwelche Verkrampfungen. Das betrifft gleichermaßen den Körper wie die Psyche.

Der erste Schritt zur Vermeidung oder Beseitigung des Schmerzes ist das Verständnis, wie Dinge überhaupt funktionieren, wie der Körper reagiert und der Geist Regie zu führen versucht. Mit dieser Erkenntnis und einiger

Übung wird es dann gelingen, das vordringliche Ziel zu erreichen, möglichst konzentriert, aber spannungsfrei durchs Leben zu gehen und sich nicht in jeder Stresssituation wieder automatisch zu versteifen. Wenn das nicht klappt, werden viele unserer Entscheidungen problematisch oder gar falsch sein. Wir werden unbeweglicher und schränken uns dadurch in jeder Hinsicht ein. Das Resultat ist, wir bauen eine Mauer um uns herum, werden unsozialer, egozentrischer und vereinsamen. Gleichzeitig verlangen wir mehr Zuspruch von der Gesellschaft und müssen auch für wenig hilfreiche Therapien mehr Geld ausgeben.

Veränderung frühzeitig erkennen

Die klassische Medizin hat die Tendenz, die Ursache der Schmerzen dort zu suchen, wo etwas wehtut. Wenn jemand Knieschmerzen hat, so werden üblicherweise alle beteiligten Ärzte Tests und Aufnahmen von diesem Knie machen. Alternative Methoden hingegen erinnern daran, dass Gelenke nur durch Muskeln bewegt werden können und kümmern sich dementsprechend intensiver um die myofasziale Umgebung. Als Ursachen werden dementsprechend konsequent die Fehlbelastungen eines Gelenkes beziehungsweise Verspannungen angenommen.

Der Beginn der »Erkrankung« wird häufig mit einem Unfall in Verbindung gebracht. Die Möglichkeit, dass der Anfang der eigentlichen »Veränderungen« schon sehr viel früher aufgetreten ist, wird selten in Betracht gezogen.

Ein Beispiel: Der Skiunfall mit der Schulterprellung war nicht die Ursache des jetzigen Problems, sondern weil die Schulter schon vorher nur eingeschränkt beweglich war, konnte dem Hindernis nicht entsprechend ausgewichen werden. Das Problem war also schon vorher unerkannt vorhanden und die dann aufgetretene Verletzung eine Folge davon. Es ist häufig so: Wenn wir ganz genau hinschauen und uns beobachten, stellen wir fest, dass der Wandel schleichend auftritt und von uns entweder gar nicht bemerkt oder einfach so hingenommen wird.

Wie wir uns erinnern

Wir können nur Dinge vergleichen, deren Unterschiede wir auch erkennen. Also brauchen wir erst einmal eine große »Bibliothek« mit Bildern und Szenen aus unserem vergangenen Leben. Vergleichen können wir nur, wenn wir zur gleichen Zeit zwei verschiedene Bilder aufrufen und bezüglich der Unterschiede untersuchen. Wir müssen die Abweichungen wahrnehmen können, sie zuordnen und interpretieren. Normalerweise sind wir nicht besonders gut im Vergleich von Bildern, weil wir uns nicht genügend Zeit nehmen, diese genau zu betrachten. Aber weil wir unseren gegenwärtigen Schauplatz früher selbst schon einmal erlebt haben und sich eine eindrucksvolle Szene aus der Vergangenheit zu entwickeln beginnt, wird uns das Ganze bewusst. Es geht also um Erinnerung, um erneute Beurteilung von schon abgelaufenen Ereignissen.

Dabei spielt es keine Rolle, ob diese Begebenheiten tatsächlich so stattgefunden haben oder ob wir in unserem Kopf irgendetwas zusammenmischen und nur sinnbildend aufbauen. Das betrifft vor allen Dingen Ereignisse aus frühen Kindertagen, in denen wir nur bruchstückhaft etwas wahrgenommen haben und erinnerte Worte auch fehlverstanden wurden. Diese verzerrten Bilder gelten ab jetzt für uns als die unbedingte Wahrheit. Das Ereignis ist aber auch mit einem großen Bündel von Emotionen angefüllt. Im Falle von negativen Gefühlen bedeutet dies, dass wir die damals erlittenen Schmerzen erneut erleiden und sie in der Gegenwart als real empfinden.

> *Schmerzliche Erinnerungen lagern sich in den Faszien ab.*
> *Es sind allgemeine Schmerzen, die nicht unbedingt etwas zu tun haben*
> *mit der Region in der sie auftreten. Doch jeder Stress*
> *führt nun mal auch zu einer Verspannung.*

Dieser Spannungsschmerz ist also abhängig von der psychischen Verfassung. Er taucht verständlicherweise da auf, wo die stärkste Verspannung im System ist. Interessant ist der Ort des Schmerzes. Wenn man genau hinschaut, so handelt es sich eigentlich regelmäßig um die Stelle auf einer der Belastungslinien, die gerade am meisten strapaziert erscheint. Das klingt ziemlich klar und einfach verständlich. Aber so ist die Realität leider nicht, so funktioniert es nicht, obwohl wir es so wahrnehmen.

Immer nur zwei gegenüberstehende Muskelgruppen können eine Funktion ausüben. Eine, die agiert und eine Bewegung in Gang setzt und eine andere, der Antagonist, der kontrolliert und bremst.

Es kann gar nicht nur eine einzige Bewegung geben. Wenn dem so wäre, dann könnten wir mit einem Muskel in unserem ganzen Leben nur einmal eine Bewegung machen. Das wär's. Völlig unsinnig, finden Sie nicht auch? Also das System, das den ursprünglichen Ausgangszustand wieder herstellt, ist genauso wichtig für die Bewegung. Das Ganze muss eine Einheit sein. In die Ausgangsposition zurückzufinden, bedeutet eigentlich, die Zeit wieder zurückzudrehen (Feldenkrais).

Jetzt wissen Sie, es muss immer eine Bahn geben, die entgegengesetzte Funktionen hat und die versucht, die Spannung auszugleichen und ein Gleichgewicht zu finden. Also kommen zur Lösung unseres Problems zwei Bahnen infrage? Theoretisch schon. Aber da wir als Menschen in der Entwicklungsspirale schon recht weit fortgeschritten sind und inzwischen alle möglichen Tricks gelernt haben, wie z. B. auch anderen, benachbarten Muskeln Hilfe anzubieten, findet hier kein Automatismus statt. In diesem komplizierten System kann es eine Vielzahl von Möglichkeiten geben. Entsprechend ist das Bild vom Agonisten und Antagonisten viel zu einfach, macht aber das Prinzip klar.

Deswegen kann sich auch an dem was wir fühlen oder als Schmerz bezeichnen jederzeit etwas ändern. Im Grunde genommen ist es gerade dieses Prinzip, das uns hilft, möglichst rasch den Schmerz auch zu beseitigen. Wir dürfen eben nicht immer dieselbe Bahn benutzen und belasten, sondern müssen einen sinnvollen Umweg finden, der möglicherweise noch besser ist als die vorher dauernd gestresste und überbeanspruchte Lösung.

> *Jedes Mal, wenn es weh tut, sollten wir uns automatisch fragen,*
> *wo sitzt der eigentliche Übeltäter?*

Täter nicht erkannt – falsche Behandlung, auch von Fachleuten

Probleme mit Rücken, Wade und später Arm und Knie sind ziemlich gleichmäßig in der Bevölkerung verteilt. Die Betroffenen spüren, dass etwas nicht in Ordnung ist. Sie selbst merken genau, wo Sie verspannt sind und Sie haben die Erfahrung gemacht, wie wohltuend es ist, wenn Ihr Partner Ihren Nacken massiert oder wenn Sie einfach nur im warmen Wasser entspannen können. Die automatische Reaktion: Dehnen ist gut, Dehnen hilft. Tut es aber nur kurze Zeit. Unser Empfinden ist falsch. Und unsere Reaktion darauf ist falsch.

> *Es ist widersinnig, einen überdehnten Muskel,*
> *der schon schmerzt, noch weiter auseinander zu ziehen*

Das sollte eigentlich jedem einleuchten. Sinnvoll wäre es, sich nach den Übeltätern umzusehen und diese zu behandeln. Aber die liegen auf der Vorderseite und machen sich durch gar nichts bemerkbar. Sie sind praktisch unsichtbar.Trotzdem ist es unverständlich, wie wenig unsere moderne Medizin diesem Umstand Beachtung schenkt.

Unser Körper ist keine Maschine

Wenn ich diesen Aspekt hier so ausführlich behandle, dann deshalb, weil er Ihnen möglichst tief unter die Haut gehen soll. Sie sollen verstehen, wie wichtig es ist, den Körper immer als Ganzes zu sehen, immer als eine möglichst gut funktionierende Einheit. Alles ist mit Allem verbunden. Isolierte Vorgänge, die sich nur auf eine Region beziehen, gibt es nicht. Bei chemischen Prozessen ist uns das klar, da alles Lebendige ineinander fließt. Aber mit mechanischen Problemen? Eigentlich sollten wir weit weniger Schwierigkeiten haben sie zu verstehen, haben wir doch gerade das mechanisch-technische Jahrhundert hinter uns und übten in unseren ersten Lebensjahren hauptsächlich, die Mechanik der Welt zu erfassen. Aber hier hat sich auch eine tiefe Vorstellung eingenistet, die uns fehlleiten kann.

Ein riesiger Vorteil aller mechanischen Konstruktionen und Maschinen ist dieser: Man kann jedes einzelne Teil austauschen, ersetzen und auch verbessern. Diese Idee ist so fest in uns verankert, dass wir sie problemlos oder besser gedankenlos auf unseren lebendigen Körper übertragen. Tatsächlich können wir einige gute Erfolge aufweisen, wenn wir Knochenelemente berichtigen.

> *Wir sollten aber nicht vergessen, dass sich ein lebender Körper immer weiter anpasst und verändert, aber neu eingesetzte feste, steife Fremdkörper irgendwann nicht mehr zum Körper passen können.*

Ich will damit nicht sagen, alle Operationen seien unnötig. Bei Unfällen und Verletzungen sind sie absolut notwendig. Auch wenn nach jahrzehntelangem Warten Gelenke kaputt sind, gibt es keine Alternative mehr. Aber viele Operationen sind auch deshalb falsch, weil sie das eigentliche Problem, die Verspannung und die in Folge eingeschnürten Gelenke nicht beachten und damit die Möglichkeit einer selbstregulierten Heilung gar nicht in Erwägung ziehen.

Der Masseschwerpunkt

Wenn Sie sich auf den Masseschwerpunkt Ihres Körpers konzentrieren wollen und versuchen sich vorzustellen, wo sich dieses Zentrum im Moment befindet, sei es in Ruhe oder Bewegung, dann ist die bildliche Illustration einer Seifenblase von Vorteil. Dann wird es Ihnen sicher auch leicht fallen, sich einen Menschen, vorzustellen, der umfangen ist von einer elastischen, durchsichtigen Plane. Wenn er sitzt und sich zusammenkauert, hat er fast eine Ballform, wenn er die Arme hebt und spreizt, erinnert er eher an einen Trichter. Sollten Sie, in die Welt der Luftakrobaten und deren Körperbeherrschung eintauchen können, dann werden Sie staunen, welch vielfältige, drei-

dimensionale Formen und Gebilde
Sie ausmachen können, wenn Sie sich
jetzt diese »Verpackung« dazu vorstellen. Vielleicht eine Idee, die man in
einem Zirkus verwirklichen könnte!
Diese gedachten, pulsierenden Blasen
geben eine gute Vorstellung von der
Vielfalt und den Möglichkeiten, wo
sich der Schwerpunkt des Körpers
gerade befindet. Artisten wie auch
Balletttänzer müssen immer bestrebt
sein, bei jeder Figur den Mittelpunkt
beizubehalten. Wahrscheinlich ist es
gerade das, was uns so fasziniert. Ein

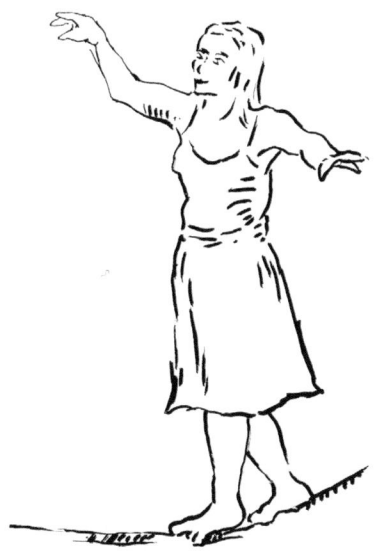

Gleichgewicht, das nie verloren geht, egal, welche bizarren Figuren erzeugt
werden. Eine Harmonie, die ästhetische Formen annimmt. Ein Verschmel-
zen von Gegensätzen, ein Ausgleich von entfernt liegenden Polen. Eine
räumliche Darstellung des Yin-Yang-Prinzips, das gerade durch seine rasche
Veränderung das Wesentliche ausdrückt. Laut Definition können wir von
Yin und Yang keinen Moment festhalten und damit auch nicht beschreiben.
Sollten wir damit beginnen, einen Zustand in Worte zu fassen, hat sich alles
schon verändert und ist damit nichtig. Also macht es gar keinen Sinn es zu
versuchen. Yin und Yang sind dasselbe, eine Einheit mit zwei Gegensätzen.
Wie bei den Artisten bei der Veränderung ihrer Körperhaltung. Wir können
natürlich einzelne Fotos machen und darüber auch philosophieren, was wir
da sehen. Aber das Ereignis ist längt vorbei und hat keinen Bezug mehr zur
Gegenwart.

Auch das haben Künstler und Artisten intuitiv erfasst. Sehen Sie sich die
Einladungen und Plakate eines modernen Zirkus an. Sie werden fast nur
noch Figuren und Bewegungen sehen, die scheinbar im Raum schweben.
Elefanten, Pferde und Clowns wie im letzten Jahrhundert werden Sie nicht
mehr finden.

Genau darum geht es uns. Wir möchten den gegenwärtigen Zustand von

Schmerz und Unbeweglichkeit ändern und so leicht, beweglich und kraftvoll werden wie unsere bestaunten Trapezkünstler. Das geht nur mit ausgewogenen (balancierten) Spannungsbahnen. Diese erreicht man leicht, wenn der Masseschwerpunkt nach jeder Bewegung wieder angesteuert wird. Bei täglichen Arbeiten in krummer Haltung, meist nach vorne oder zur Seite gebeugt, ist das fast unmöglich. Eine zahlenmäßig noch größere Bedeutung in unserer Kultur spielt die beim Sitzen oder Liegen über lange Zeit unveränderte Körperposition. Die logische Konsequenz ist die: Nicht nur täglich, sondern stündlich sollte ein Ausgleich geschaffen werden. Sonst schnappt die Falle zu. Daher ist es wichtig, eine neue Form des Ausgleichs in sein Lebensprogramm (Tagesprogramm) aufzunehmen.

> *Es geht nicht darum, sein Leben zu ändern,*
> *sondern einen Ausgleich in seinem Körper zu schaffen.*
> *Die Balance wieder herzustellen*
> *immer da, wo es gerade nötig ist, rund um die Uhr.*

Epilog

Die von Isaak Newton eingeführte naturwissenschaftliche und philosophische Sicht, die im Verlaufe der letzten 300 Jahre zur Evidenz basierten Medizin geführt hat, ist praktisch zu Ende. Sars-CoV-2 zwingt uns in eine neue Ära wissenschaftlichen Denkens. Nur wenige medizinische, wissenschaftliche Arbeiten haben bisher mit mehr als 1000 Fällen gearbeitet. Die im Kreise von Fachleuten diskutierten Ergebnisse wurden weiter von Peers (Fachkollegen) kontrolliert und in ähnlichen Versuchen wiederholt. Waren die Ergebnisse gleich oder in etwa übereinstimmend, so hat man das als offensichtliche Wahrheit genommen (Evidenz basiert). Darauf ist das ganze Medizinsystem aufgebaut worden. In der Folge wurden Indikationen formuliert, Grenzwerte festgelegt und Medikamente entwickelt.

Jetzt lernen wir eine neue Wirklichkeit kennen. Die seit Monaten täglich wechselnden Vermutungen und die nicht erklärbaren Unterschiede in den verschiedensten Populationen und Erdteilen lähmen die politischen Entscheidungsträger und erzeugen Zukunftsängste und Unsicherheit bei jedem Menschen rund um die Welt. Wir wissen jetzt, um die »Wahrheit« zu finden brauchen wir ungeheuer große Datenmengen aus den unterschiedlichsten Bereichen. Dieses Sammeln wird wohl möglich noch Jahre dauern. Und das nur um eines der primitivsten Wesen dieser Welt zu verstehen, einen Virus.

Bisher hat die Auswahl der Quellen jeweils die eigene Meinung unterstützt. Ab jetzt müssen wir selbst entscheiden, welche Meinung ein Fake ist oder gar eine Verschwörungstheorie. Hier in diesem Buche habe ich mich bemüht, nur nachprüfbare Fakten anzuführen, alles andere sind meine eigenen Gedanken. Ich möchte mit meinen Ausführungen Anregung zum Nachdenken geben. Sie sind heute in der Lage, Ihre eigene Meinung zu bilden. Zu jeder Frage, die Sie haben, zu jedem Zweifel, der Ihnen in den Sinn kommt, können Sie eine Internetseite oder einen YouTube Kanal aufrufen, die Ihnen die unterschiedlichsten Möglichkeiten der Interpretation bieten. Sie sind ein freier Mensch und können sich auch selbst entscheiden. Wenn Sie eine andere Meinung vertreten, wenn Sie unsicher sind, und auch wenn Sie mehr Informationen benötigen, so benutzen Sie das schon recht große

Wissen unserer Datenbanken dieser Welt. Meine Sicht ist naturgemäß eine subjektive.

Seit 50 Jahren bin ich im Medizin Business tätig und kenne natürlich eine ganze Menge Schliche und ebenso auch die Möglichkeiten, wie man Fälschungen tarnen kann. Ihr Kontrollmechanismus ist der vernünftige Menschenverstand und ein möglichst großes Quantum an Logik. Wie hier auch in diesem Buch gezeigt, sind Statistiken besonders gefährlich. Mit ihnen können Sie alles ausdrücken und beweisen. Besonders Bilder oder auch Grafiken, die in verschiedenen Korrelationssystemen gezeigt werden können, haben eine besondere Kraft. Sie stellen in der Regel nur dar, was der Autor beweisen möchte. In einer anderen, diesmal auch mathematisch vollkommen korrekten Darstellung, würde das präsentierte Bild sogar auf Sie lächerlich wirken und jeder würde diesen Unsinn sofort erkennen. Seien Sie also skeptisch und aufmerksam.

Autor

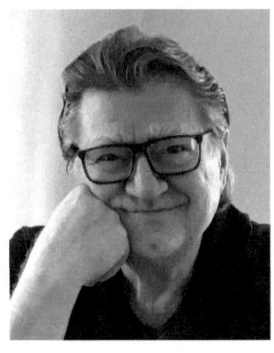

Dr. med. Jörg A. Stuckensen
Die Neugier auf alle Facetten des menschlichen Körpers und Geistes hat den Arzt, Wissenschaftler und Philosophen das ganze Leben lang angetrieben. Nach dem Medizin- und Psychologiestudium arbeitete er als Gynäkologe, Reproduktionsmediziner und Geburtshelfer. Darüber hinaus erwarb er sich internationale Erfahrung in kosmetischer Chirurgie, Anästhesie, Labormedizin, Strahlenbehandlung und Umgang mit radioaktiven Materialien. Hypnosetherapien und Motivationscoaching runden sein breites Spektrum an Wissen und 50-jähriger Erfahrung ab.

Seit 2010 widmet er sich in seiner Privatpraxis in Zürich vollumfänglich der Alternativen Schmerztherapie. Mit der von ihm entwickelten Methode lassen sich chronische Schmerzen im Bewegungsapparat auf einfache Weise, zeitsparend und kostengünstig beseitigen und vermeiden. www.schmerz-therapeut-zuerich.ch

Redaktionelle Mitarbeit

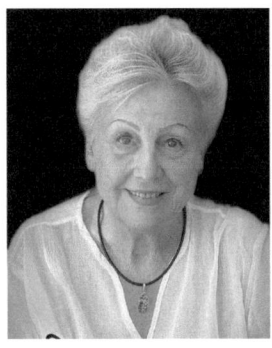

Christa Arnet ist Journalistin/Redaktorin und seit Jahrzehnten hauptsächlich im Bereich Gesundheit und Reisen als feste Mitarbeiterin für namhafte Schweizer und deutsche Zeitungen und Zeitschriften tätig. Zudem ist sie Autorin und Co-Autorin mehrerer Bücher. Sie lebt in der Nähe von Zürich.

Illustrationen

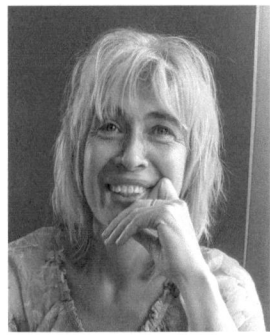

Järvi Kotkas hat Malerei an der Kunstakademie Estland, Jura in Tallinn und Finanzwesen in Frankfurt studiert und war unter anderem Dekorationsmalerin am Operntheater Tallinn. Derzeit arbeitet sie bei der Europäischen Zentralbank in Frankfurt als Sprachjuristin und baut ihre künstlerische Tätigkeit aus.

Warum jetzt ein solches Buch?

Der plötzliche Wandel auf unserem Planeten wurde allein durch die Erkenntnis hervorgerufen, dass ein Virus, das sich mit seinen Fähigkeiten und Wandlungseigenschaften schon seit Milliarden Jahren auf dieser Erde befindet, plötzlich in der Lage ist, grundsätzlich die gesamte Welt und unsere Gesellschaft zu verändern. Vieles wird gleich bleiben, doch im zwischenmenschlichen Verhalten und der Rolle des Menschen in der Natur und auf unserem Planeten wird unverkennbar eine neue Melodie gespielt. Das ist jetzt mehr oder minder von jedem verstanden worden. Es ist das erste Mal in der Geschichte der Menschheit, dass alle in etwa dasselbe Gefühl entwickeln. Das bedeutet nicht, dass die Lösungsversuche oder Vorstellungen für die Bewältigung der Schäden gleich oder auch nur ähnlich sein werden. Dafür war die Ausgangssituation viel zu unterschiedlich. Aber es wird sich etwas ändern. Wohin die Entwicklung geht, wissen wir noch nicht genau. Wir haben jedoch die Möglichkeit zu extrapolieren und uns auf eine hoffentlich friedlichere und gerechtere Welt vorzubereiten.

Einen Beitrag hierzu sollen diese Bücher leisten.
Es ist nur ein kleiner Ausschnitt aus unserem Leben,
aber ein äußerst wichtiger,
der uns alle mehr oder minder betrifft, nämlich unsere Einstellung zu unserem Körper und unserer Gesundheit.
Ein wesentlicher Teil unseres zukünftigen
gesellschaftlichen und sozialen Verhaltens!

Weitere Bücher von Dr.med. Jörg A. Stuckensen
mit unterschiedlichen Schwerpunkten zum selben Thema

Chronischer Schmerz ist nur Verspannung
Chronische Schmerzen im Bewegungsapparat sind von der Natur nicht vorgesehen und unsinnig. Wer heute Schmerzen hat, wird das kaum seiner Haltung zuschreiben. Aber genau da kommen die Schmerzen her. Der Grund dafür ist der: Die sich gegenüber liegenden faszialen Belastungsstraßen sind bei jedem mehr oder weniger verspannt und überlastet. Die Veränderung der Füße und der Beinmuskulatur sowie unsere moderne Sitzkultur sind dafür verantwortlich. Im Sitzen werden unsere durchgehenden Faszienbahnen in der Hüfte durchschnitten. Rumpf und Beine entwickeln sich verschieden. Hier wird nur ein Ausgleich das Schmerzproblem lösen. ISBN 978-3-7386-6148-4, erhältlich im BoD Buchshop, auch als E-Book.

Du und Dein Schmerz, Teil 2: Warum nicht einfach umprogrammieren?
Wie haben wir uns auf Umwegen zu einem sozialen Wesen entwickelt mit diesen besonderen Fähigkeiten? Unser Dilemma sind die von Kopf bis Fuß ziehenden Faszienbahnen, die abrupt in der Mitte durchbrochen werden. Verantwortlich dafür ist die westliche "Sitzkultur". Hier hilft nur ein Umprogrammieren! Wie? Einfach ein paar kleine Bewegungen laufend in den Alltag einstreuen, konsequent. Allein Dehnen und Lockern kann nur vorübergehend einen Erfolg vortäuschen. ISBN978–3–7494–1892–3, erhältlich im BoD Buchshop, auch als E-Book.

Du und Dein Schmerz, Teil 3: – Balance von Body und Mind
Die Tiefen der Faszie werden ausgeleuchtet. Welche Art von Informationen aus dem All und auf der Erde können und müssen wir nutzen und verarbeiten? Wie kann unser Gehirn, unser Wille, unser Bauchgefühl unseren Körper beeinflussen? Das wichtige Zusammenspiel von Kopf, Geist und Körper wird erklärt, eine Mischung aus Psychologie, Weltraumphysik und Quantenmechanik mit alltagstauglichen Tipps. Ein wesentlicher Teil ist die Selbsterkenntnis. Als besonderen Bonbon gibt es die einzige, komplexe Universalübung, die alle Faszien zugleich ausrichtet, das Gehen. Gar nicht so einfach, was man alles beachten muss. ISBN 978–3–7494–1894-7, erhältlich im BoD Buchshop, auch als E-Book.